JN080080

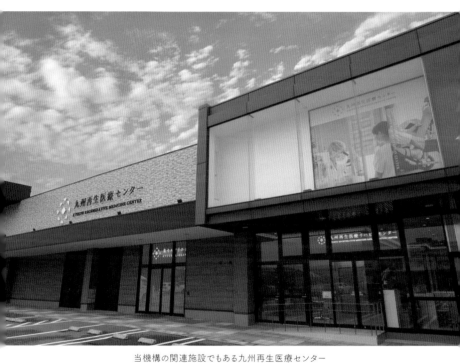

当機構の関連施設でもある九州再生医療センター

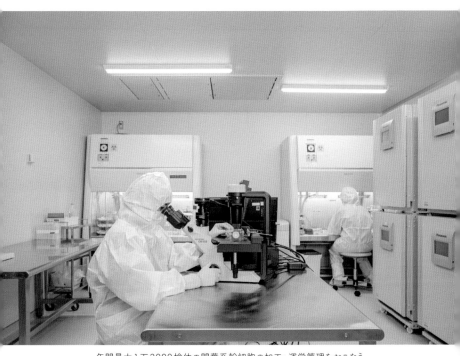

年間最大1万2000検体の間葉系幹細胞の加工・運営管理をおこなう

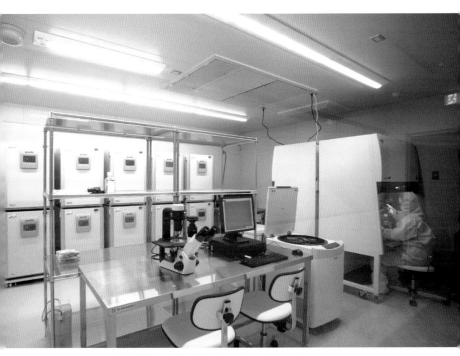
中から外への空気の流れをシャットアウトするクリーンルーム

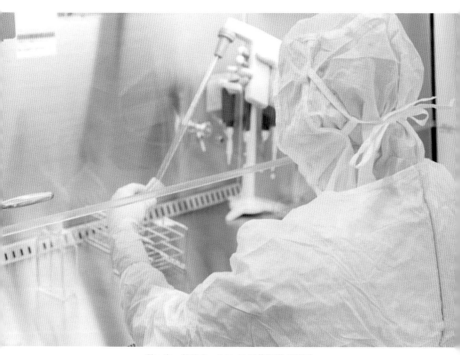

質の高い細胞をつくるには培養技術が重要

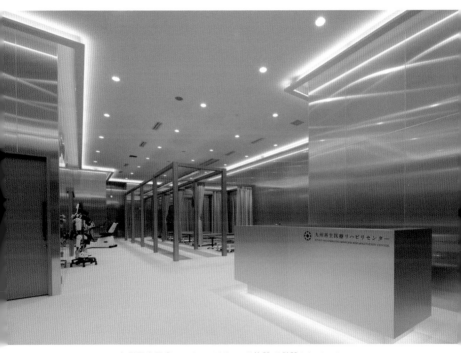

九州再生医療センターにはリハビリ施設が併設されている

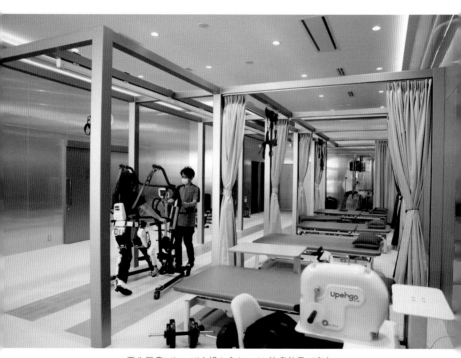

再生医療とリハビリを組み合わせると治療効果が高まる

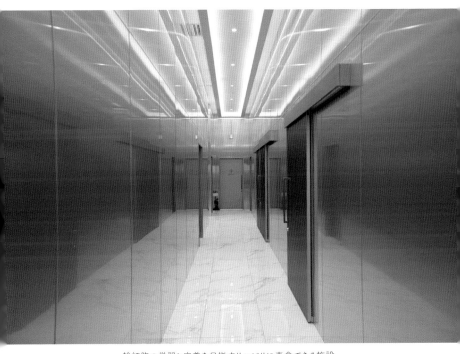
幹細胞の学習と定着を目指すリハビリに専念できる施設

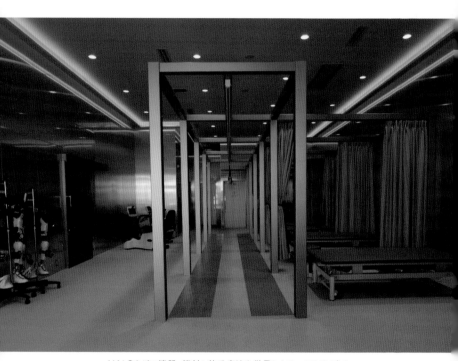

HAL®などの機器・機材と徒手療法を併用したリハビリができる

再生医療の死角

Blind Spot in Regenerative Medicine

一般社団法人
再生医療安全推進機構

CrossMedia
Publishing

再生医療の未来が危ない

　「再生医療」という言葉を聞いたとき、皆さんはどのようなイメージを持つでしょうか?

　「寝たきりだった人が立ち上がれるようになる」

　「認知症が改善する」

　再生医療について、ちまたにはそんな宣伝文句ばかり溢れています。「本当にそんな効果があるの?」と疑う人もいるでしょう。それは当然の疑問です。

　たしかに、寝たきり生活や車椅子生活になっていた患者さんが、再生医療を受けてまた立ち上がれるようになったり普通に歩けるようになったりする事例は数々報告されています。

　再生医療は、脊髄損傷や脳血管障害、関節症などで身体が不自由になった人たちが「少しでも症状がよくなる方法はないか?」と探し回ってたどり着く、最後の手段になっています。そういう意味では、患者さんにとって「希望の光」でもあります。

　しかし、再生医療はそのへんの薬のように、「飲めば効く」「使えば良くなる」という類いのものではありません。効き目は個

人差が大きく、ものすごく効果を発揮する場合もあれば、何度治療しても良くならない患者さんもいます。いったん良くなっても、また症状が出てきてしまう患者さんも……。それに当然、リスクもあります。良い面も悪い面もある。それが現実です。

　その再生医療がいま、とても「まずい状況」になっています。再生医療が「希望の光」であるという良い面だけに焦点をあてて、安全性を省みない治療をおこなうクリニックが増えているのです。

　詳しくは本文中でお話ししますが、再生医療を提供するには法律で決められたプロセスがあります。そのプロセスで審査を受けて許可を得たものしか、本来は「再生医療」を謳うことはできません。

　それにもかかわらず、そのようなクリニックは、正式なプロセスを経ずに安全性や妥当性すら確認していないものを「夢のような治療」として大々的に宣伝しています。

　こんな状態が続けば、いつか大きな医療事故が起きる——。

　本書は、これらのプロセスを経ていない治療を「あたかも再生医療」と呼び、警鐘を鳴らすために書きました。

　水面下では、「あたかも再生医療」を使った治療を受けた患者さんに、健康被害などの有害事象が発生するケースがたびたび起こっています。「あたかも再生医療」は、絶対に、正さなけれ

ばならないのです。

　これは、単なる「きれいごと」ではありません。
　インバウンド需要の増加もあり、いま再生医療ビジネスにチャンスが到来しています。そんなときに、「再生医療はうさん臭い」というマイナスイメージを持たれたら？　ましてや、大きな医療事故が起こり、「再生医療は信用ならない」と思われたら？　誠実に再生医療ビジネスを営む人や企業にとっても、再生医療の未来にとっても、マイナスでしかありません。
　法律に則って、安全に、再生医療を患者さんたちに届けていく。それこそが、再生医療の未来を守ることにつながり、長い目で見たときに再生医療の関係者たちに大きな利益をもたらすのだと言いたいのです。

　そのような危機感のもと、本書では再生医療にかかわる皆さんがどのような行動をとれば再生医療の未来が守られるのか、提言をまとめました。提言は、次の皆さんに向けたものです。

・再生医療の研究者
・再生医療ビジネスに新規参入する（している）企業経営者
・再生医療を検討している患者さん
・患者さんに情報提供するメディア関係者
・再生医療のルールをつくる政治家や官僚
・再生医療を患者さんに提供する医師や医療関係者

簡単に言ってしまえば、本書に込めたのは次のようなメッセージです。

研究者には、臨床現場を見て患者さんの本当のニーズを知り、臨床に使える研究をしてほしい。

企業経営者には、再生医療をめぐる詐欺に引っかからないようにという注意喚起とともに、外部の専門家に協力を仰ぐときの選び方を伝えたい。

患者さんには、正しいクリニックの選び方を知ってもらい、自分の受けようとする治療が「あたかも再生医療」かどうかを判断できるようにしてほしい。メディアの関係者には、情報の受け手である、患者さんになりうる人たちの立場に立った報道を心がけてほしい。

政治家や官僚には、再生医療等安全性確保法や医療広告ガイドラインを改正すべきポイントや、予防医療を推進する方法を提案したい。

医療従事者には、あらためて「あたかも再生医療」には絶対手を出さないでほしいというお願いとともに、細胞加工業者の選び方も知ってほしい。

本書を読んで、皆さんが再生医療をとりまく現状に関心を持ち、再生医療の未来のために、どんな小さなことでも行動を起こしてくださることを願ってやみません。

Contents

Chapter 3

研究者への提言

Chapter 4

再生医療ビジネスを始める経営者への提言

Chapter 8

再生医療が今後
発展していくために

おわりに

ブックデザイン　　　都井 美穂子
制作協力・校正　　　株式会社RUHIA
編集協力　　　　　　大澤 美恵

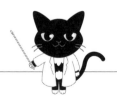

再生医療とは何か

「再生医療」の2つの側面

私たちの身近になった再生医療

「再生医療」と聞くと、自分には関係のないことだと思う人がいるかもしれません。しかし、実は近年、多くの人たちにとって身近な治療方法のひとつになっています。ですから、誰であってもこれから私共がお話しする再生医療の問題に「無関係」ということはありません。再生医療がいかに私たちの身近にあるか、少しだけご紹介しておきます。

たとえば、進行してしまった歯周病の治療に再生医療が用いられているのをご存じでしょうか。歯周病は歯周病菌によってあごの骨が溶かされ、だんだん歯茎が下がって最終的には歯が抜けてしまう病気です。そうして溶かされたあごの骨を再生してくれるのが、「エムドゲイン」というゲル状の薬剤を使う歯周組織再生療法なんです。このエムドゲインを扱っている歯科医院はわりと多いので、最も身近な例として挙げました。

ほかにも、角膜や網膜の疾患や脊髄損傷、膝関節症、パーキンソン病など、さまざまな疾患の治療にも使われています。

最近では、放火殺人事件の犯人が全身の95％に熱傷を負いながら、わずかに残った皮膚を培養して移植することを続けて生還したという事例もニュースで取り上げられたので、「こんなところにも再生医療が使われているのか」と思った方もいたか

もしれませんね。

再生医療は「奇跡の治療」ではない

　再生医療の治療をして回復したという例は、決して珍しいものではありません。私共は、再生医療に携わっていて信じられない光景を何度も目にしてきました。

　60代のときに脳梗塞で倒れ、余命宣告まで受けたのに、再生医療の一種であるステムセル治療（自己脂肪由来幹細胞を用いた脳血管障害の治療法）とリハビリを受けるようになり、寝たきりの状態から自分の意思で立ち上がったり座ったりできるまでに回復した男性もいました。

　17歳のときに「脳動静脈奇形による脳内出血」で意識不明になり、左半身麻痺となった女性は、治療とリハビリを続け、ホノルルマラソンを完走できるまでに回復しました。

　このような話をすると、よくメディアが取り上げるように「再生医療は奇跡の治療だ」などと思われるかもしれません。でも、そのような持ち上げ方を、私共は好みません。それは、再生医療の一面でしかないからです。

　再生医療はたしかに、希望の光かもしれません。でも、それは「その治療法がたまたま合った一部の人たちにとって」であって、もちろんその治療が合わない人もいるのです。それに、再生医療には素晴らしい可能性がある一方で、当然リスクもあります。どのような薬にも効能と副作用があるのです。

再生医療は、その使い方や進め方を誤れば、毒にもなりえます。そのことを絶対に忘れてはいけない。それをお伝えするために、本書を執筆しているのです。

　しかし、その話に入る前に、まずは再生医療とはどのようなものなのかを明確にしておきましょう。

再生医療と3種類の細胞

再生医療に使われる細胞には3種類ある

　再生医療についての問題提起を始める前に、まずは「再生医療とは何か」についてお話ししておかなければなりません。

　再生医療とは、怪我や病気で損なわれた、または生まれつき損なわれていた細胞や組織、器官（場合によっては遺伝子のはたらき）を正常な状態に「再生」させる治療のことをいいます。

　「再生」に使うのは、細胞や細胞からつくった組織です。治療に使われる細胞は大きく分けて、ES細胞、iPS細胞、幹細胞の3種類があります。

　本書でお話ししたいのは幹細胞を使った再生医療についてです。けれども、「再生医療」というと、ニュースやテレビ番組でたびたび話題になる「iPS細胞」を思い浮かべる方も多いでしょうから、ここで改めてそれらの細胞の違いを明らかにしておきます。

研究が進まない「ES細胞」

　まずは、ES細胞です。ES細胞による再生医療は、登場した
ときには注目されたものの、生命倫理上の問題があっていまで
はほとんど研究が進んでいません。ES細胞が何からつくられて
いるか、が問題なのです。

　ES細胞（胚性幹細胞：Embryonic Stem Cell）は、受精卵の胚の一
部を取り出してつくられた幹細胞です。1981年に、イギリスの
マーチン・エバンス教授がマウスの受精卵から細胞を取り出し
て培養し、ES細胞をつくり出すことに成功。2007年にはノーベ
ル医学生理学賞を受賞しました。1998年には、アメリカの
ジェームズ・トムソン教授がヒトの受精卵を使ったヒトES細胞
の作製に成功しました。

　私たちの身体は、ひとつの受精卵が細胞分裂を繰り返し、さ
まざまな組織に分化していくことでできたものです。ES細胞は
受精後5〜7日後の受精卵からつくるため、さまざまな細胞に分
化したり無限に増殖したりする能力があります。そのため、ES
細胞は「万能細胞」と呼ばれています。ES細胞を使えば、遺伝
子操作をして特定の遺伝子を持たせたり、特定の遺伝子をつぶ
した生物をつくり出すこともできます。そのため、遺伝子治療
への応用が期待されていました。

ただ、ES細胞をつくるときには、提供者の同意を得て不妊治療で要らなくなった受精卵を使います。生命の源となる受精卵を破壊してしまうことで、生命倫理上の問題があるとされているのです。そのため、ほとんど研究は進んでおらず、今後も研究が進む見通しはありません。

ノーベル賞で一気に注目された「iPS細胞」

　「再生医療で使用する細胞」と聞いたときに、真っ先にiPS細胞のことを思い浮かべる方は多いのではないでしょうか。幹細胞の中でも、人工的につくった多能性幹細胞のことを「iPS細胞（人工多能性幹細胞：induced Pluripotent Stem Cell）」といいます。

　iPS細胞は、2006年に京都大学の山中伸弥教授が世界で初めて開発しました。その後、ヒトのiPS細胞の作製にも成功。2012年にはノーベル生理学・医学賞を受賞したことによって、ますます脚光を浴びるようになりました。これら一連のできごとがメディアに大きく取り上げられたことから、一般の方々にも広く知られるようになりました。

　2013年、国がiPS細胞を中心とした再生医療研究に10年間で1100億円もの予算を投じると発表されたこともあって多くの研究者の関心を集め、iPS細胞の研究が日本でさかんにおこなわれるようになりました。

　京都大学のiPS細胞研究所によれば、iPS細胞は人間の皮膚や

血液などの体細胞に、ごく少数の因子を導入して培養することにより、多能性幹細胞に変化した細胞のことです。わずかな因子で変化を起こさせる技術は再現性が高く、比較的簡単にできるといったメリットがあることから、「細胞研究におけるブレイクスルー」と言われています。

iPS細胞は患者自身の細胞からつくられるため拒絶反応が起こりにくいというメリットがある一方で、腫瘍化しやすいというデメリットもあります。

現在は、このiPS細胞の弱点をどうすれば克服できるのかを探りながら、パーキンソン病やALS（筋萎縮性側索硬化症）などの治りにくい病気の原因を解明して新たな治療法に役立てようと、臨床研究や治験が進められています。

2020年からは、重度の心不全の治療のため、iPS細胞からつくった心筋シートを患者の心臓に移植する治験がおこなわれていて、2023年8月までに全国で計8名の患者に移植が終了しています。

確実に歩を進めている研究ではあるものの、多くの人がその恩恵を受けられるのはまだ先の話でしょう。

1970年代から治療に使われてきた「幹細胞」

幹細胞とは、自分とまったく同じコピーをつくり出す能力と、皮膚や血液、臓器などさまざまな組織で必要な細胞に分化する能力をあわせ持つ細胞のことで、幹細胞を使った治療はかなり

昔からおこなわれてきました。

　1970年代にはすでに、再生不良性貧血や白血病などの難治性骨髄性疾患の患者さんに対して、血球をつくり出すもとになる造血幹細胞を点滴で投与する治療法が確立していました。また、細胞を注入するだけでなく、シート状の組織をつくって人体に移植する技術も開発されていました。

　私たちの体内では（諸説ありますが）60兆個もの細胞が絶えず細胞分裂を繰り返していますが、分裂できる回数には上限があります。細胞数が上限に達すると今度は減る一方になってしまいますが、減っていく細胞をすぐさま補充できるのはこの幹細胞のはたらきのおかげです。

　幹細胞には、大きく2種類あります。ひとつは、皮膚や血液、心臓など、体内の組織を維持するための細胞をつくり続ける「組織幹細胞」と呼ばれるもの。もうひとつは、体内にあるどんな細胞でもつくり出せる「多能性幹細胞」と呼ばれるものです。

　たとえば、川に生息するプラナリアという生き物は、全身が多能性幹細胞でできています。そのため、からだを上下真っ二つに切られても、失われた部分が再生されて2匹のプラナリアになります。人間ではなかなかこうはいきませんが、体内に大量に多能性幹細胞があれば、失われた部位をきれいに再生できる可能性があるのです。

いまでもメインは幹細胞治療

　日本ではiPS細胞への注目度が高く、幹細胞の研究に関心を持つ研究者は少ないのが現状です。しかし、多くの研究者が尽力しているとはいえ、iPS細胞が一般的な治療方法や治療薬として使えるようになるには、まだまだ時間がかかるでしょう。

　私共のまわりには、年齢や症状を考えると、もうあまり長くは待っていられない患者さんがたくさんいます。そんな患者さんたちの要望に少しでも早く応えるには、古くからある幹細胞を応用した再生医療をより安全かつスピーディに提供できるようにし、広く普及させていくことこそが、いまは大事だと私共は考えています。

再生医療のはじまり

再生医療の歴史は、輸血から始まった

　1970年代にはすでに幹細胞治療がおこなわれていた、とお話ししました。では、いったい再生医療はいつから始まったのでしょうか。少しだけその歴史をひもといてみましょう。

　再生医療の原型は、なんと15世紀末からおこなわれていた輸血です。輸血するといっても、当時は血液型の概念もなかった

はずなので、トラブルが起きなかったのだろうかと疑問に思いますが……。

しかし、末梢血の寿命（たとえば、赤血球は約120日）を考えると、一度の輸血では効果が長続きしません。そこで、この問題を解決するために確立されたのが「骨髄移植」です。「骨髄移植」は現在では一般的になっていますね。

再生医療の中でも、細胞を用いた細胞治療は、血液細胞を用いた治療から始まりました。1970年代から、再生不良性貧血や白血病などの難治性骨髄性疾患の患者さんに、造血幹細胞を点滴で注入する治療方法が確立されました。それが現在の骨髄バンクや体性幹細胞を用いた再生医療につながっています。

そして1993年ごろに、工学と生命科学を融合させ、採取した細胞を人工材料や生理活性物質と組み合わせて、生体のものに近い組織や臓器をつくり出す「ティッシュエンジニアリング」という概念が提唱されます。ここから再生医療の進化のスピードがぐっと加速していくのです。

この技術の誕生によって、生体機能に代わる製品をつくれるようになり、いま研究応用が進んでいる細胞シートの開発にもつながりました。細胞シートとは、患者さんから採取した細胞を培養してシート状に接着させたもので、患部（内臓）に貼って細胞や臓器の再生を図るものです。

1990年代後半には、体細胞よりも分化能力が高い細胞を用い

るための研究が進み、1998年にはヒトES細胞が樹立します。すると、ヒトES細胞を用いた研究が盛んになり、日本での「再生医療」の知名度が上がっていきました。

しかし、先ほどもお話ししたとおり、ヒトES細胞は倫理面での問題が指摘されたために、ヒトの受精卵を用いないiPS細胞の活用が検討されるようになりました。

安全が確保できる再生医療の研究は、どんどんやれ！

医療は法に基づいて提供されるものです。法律がなければ、私たちは安全に医療サービスを受けることはできません。再生医療だって当然、法律の範囲内で提供されるものです。そして、再生医療に関する法律は、再生医療の技術が発展していくにつれて徐々に整備が進んできたという経緯があります。

「再生医療」という言葉が市民権を得るようになって、再生医療にまつわる法律も変わっていきました。まず、2006年に「ヒト幹細胞を用いる臨床研究に関する指針」というルールが厚生労働省から発出されました。あくまでも「指針」であり、法律ではありません。あらかじめ実施計画書を提出した上で、個人情報保護や安全性確保につとめながら臨床研究をするよう定めたものでした。あとでお話しする、「再生医療等安全性確保法」の前身のような内容です。

やがて山中伸弥教授がノーベル生理学・医学賞を受賞した

2012年ごろから、さらに多くの人たちが「再生医療」という言葉を知り、期待を持つようになりました。この受賞を受けて、2013年には政府の「日本再興戦略」で再生医療等製品を取り巻く法律に焦点が当てられました。この背景には、ノーベル賞受賞だけでなく、再生医療で医療事故が起きていたことも関係していました（事故については、のちほど説明します）。

　そこで、再生医療を国民が迅速かつ安全に受けられるよう、再生医療の研究開発から実用化までを総合的に推し進めるために、「再生医療推進法」が議員立法で成立しました。

　この法律では、再生医療の研究・開発・普及のために具体的な施策を講じることが定められていました。そのため、2013年に「薬事法」改め「薬機法」（医薬品・医療機器等の品質・有効性及び安全性の確保等に関する法律）と「再生医療等安全性確保法」（再生医療等の安全性の確保等に関する法律）が成立したのです。

　誤解を恐れず平たく言うのであれば、「安全が確保できる再生医療の研究はドンドンやれ！」という法律ができたわけですね。

　その後、この2つの法律は2014年にそれぞれ施行されて、現在に至ります。「薬機法なら聞いたことがあるけど、再生医療等安全性確保法……？」とあまり馴染みがない方のために、再生医療等安全性確保法がどんな法律なのか、中身をもう少し詳しく見ていくことにしましょう。

再生医療等安全性確保法とは?

再生医療を提供する「正式なプロセス」を決めた法律

　「再生医療等安全性確保法」とは、医療機関が再生医療を使った治療をおこなう前に、定められた手続きに従って事前審査を受けさせるための法律です。

　医師には、患者のために最も有効だと判断した医療行為を自らの判断でおこなえる権利が認められています。これを「医師の裁量権」といいます。再生医療のような細胞加工物を用いた自由診療についても、それまでは「医師の裁量権の範囲内だから」と規制されていませんでした。

　再生医療等安全性確保法ができたことで、それに事前規制の網がかぶせられることになりました。日本で再生医療を使った治療をするためには、この再生医療等安全性確保法で定められた審査のプロセスを経なければならなくなったわけです。

　ただし、二重規制を避けるために、薬機法や造血幹細胞移植法（移植に用いる造血幹細胞の適切な提供を推進することに関する法律）、臨床研究法といった、ほかの法律でルールが定められているものについては、再生医療等安全性確保法の範囲からは除外されています。

なぜ、このタイミングで法律ができたのか？

　再生医療等安全性確保法ができた背景には、3つの理由があったといわれています。1つ目は、再生医療の研究者たちが自ら法律での規制を望んだこと。2つ目は、再生医療の研究者が自ら国に働きかけたこと。3つ目は、医療事故が発生していたこと。順に見ていきましょう。

　まず、1つ目として、研究者たちが自ら法律による規制を望んだのは、どうしてでしょうか。もともと医学研究分野では法律のような力を持つ倫理指針というものがありました。ただ、倫理指針よりも法律のほうが位置づけが明確だったことや、倫理指針による統制には限界があったことから、研究者たちは立法が必要だと考えていたようです。

　2つ目として、再生医療の研究者が自ら国に働きかけたことも立法につながりました。山中教授がiPS細胞を発見して以来、再生医療が重要な国家的プロジェクトとして位置づけられ、莫大な研究資金が国からおりるようになりました。そのような状況で、研究者はプロジェクトが失敗に終わることがないよう、法制度をきちんと整備したいと考え、自ら立法を要請したそうです。

　3つ目は、自由診療の枠組みでおこなわれていた再生医療で、

すでにさまざまな医療事故が発生していたことです。特に、死亡事件が発生した翌年には、事態を憂慮した再生医療学会が、法改正を進めて適切な医療提供体制をつくり患者（国民）の安全性を確保することを、行政に対して強く要望する声明文を発表しています。

　これら3つの理由により、2013年に再生医療等安全性確保法は誕生したというわけです。

リスクに応じた3つの分類

　国民の安全を確保するために生まれた再生医療等安全性確保法では、人の生命や健康に与えるリスクの高さによって、再生医療等技術を「第一種」「第二種」「第三種」の3つに分類することになりました。第一種が最もリスクが高く、数字が上がるにつれリスクが低いと見なされています。

第一種再生医療等（ヒトに未実施であるなど「高リスク」の技術）
・ ES細胞やiPS細胞のような多能性幹細胞、遺伝子導入細胞、動物細胞および他家細胞を用いる医療等技術
・ 動物の細胞に培養そのほかの加工を施したものを用いる医療技術
・ 投与を受ける者以外の人の細胞に培養そのほかの加工を施したものを用いる医療技術

第二種再生医療等（現在実施中であるなど「中リスク」の技術）

・ 培養した自家幹細胞またはその細胞に培養そのほかの加工を
　施した医療技術

・ 培養した細胞またはその細胞に培養そのほかの加工を施した
　医療技術のうち、人の身体の構造または機能の再建、修復ま
　たは形成を目的とする医療技術

・ 細胞の相同利用※ではない医療技術

第三種再生医療等（リスクの低い技術）

・ 培養をおこなっていない、かつ相同利用の医療技術

※相同利用：採取した細胞が再生医療等を受ける者の再生医療等の対象
　となる部位の細胞と同様の機能を持つ細胞の投与方法

　これらの分類の考え方は、厚生労働省医政局が作成した図1
のフローチャートがわかりやすいでしょう。

審査したり意見したりする「委員会」の存在

　再生医療等安全性確保法を理解するには、「委員会」について
も説明しておかなければならないでしょう。再生医療等安全性
確保法では再生医療等委員会の設置が義務づけられていて、こ
の委員会には次の4つの役割が与えられました。

図1 再生医療等技術のリスク分類フローチャート

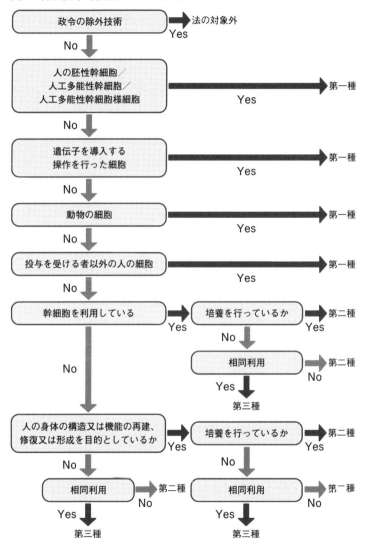

出典：平成26年10月31日 医政研発1031第1号をもとに作成

①提供計画に対する審査・意見

　各医療機関等から提出される「再生医療等提供計画」が法律の基準に合致しているかどうか審査し、再生医療等の提供にあたって留意すべき事項について意見を述べる。

②疾病等報告に対する意見

　再生医療等の提供が原因と思われる疾病や障害、死亡、感染症の発生の報告を受けたときに、原因の究明や講ずべき措置について意見を述べる。

③定期報告に対する意見

　再生医療等をおこなう医療機関から再生医療等の提供状況について報告を受けたとき、留意すべき事項や改善すべき事項について、または提供を中止すべき旨の意見を述べる。

④そのほかの意見

　再生医療等の安全性確保やそのほか再生医療等の適正な提供のために必要なときは、提供する医療機関に対して提供計画に書かれたことについて意見を述べる。

　なんだか小難しいことを書いてありますが、ここではひとまず「再生医療等提供計画を審査する」「留意すべきことや改善すべきことなどがあれば意見を言う」という2つの役割があると理解してもらえれば大丈夫です。

特定委員会と認定委員会の違い

　この委員会も大きく分けて2つの種類があり、第一種、第二種の提供計画を審査する委員会のことを「特定認定再生医療等委員会（特定委員会）」、第三種の提供計画を審査する委員会のこ

図2：特定委員会と認定委員会の構成要件

特定委員会	認定委員会
① 分子生物学、細胞生物学、遺伝学、臨床薬理学または薬理学の専門家 ② 再生医療等について十分な科学的知見および医療上の識見を持った者 ③ 臨床医（現に診療活動をおこなっている医師または歯科医師） ④ 細胞培養加工に詳しい者 ⑤ 医学または医療分野における人権の尊重に関して理解のある法律の専門家 ⑥ 生命倫理に詳しい者 ⑦ 生物統計その他臨床研究に詳しい者 ⑧ ①〜⑦以外の一般の立場の者 ※委員数は8名以上 ※①〜⑧の兼務はできない ※男女それぞれ2名以上含まれていること ※委員会設置者と利害関係のない者が含まれていること ※同一医療機関（当該医療機関と密接な関係を有するものを含む）に所属する者が半数未満であること	① 再生医療等について十分な科学的知見および医療上の識見を持った者を含む2名以上の医学または医療の専門家（ただし、所属機関が同一でない者が含まれ、かつ少なくとも1名は医師または歯科医師であること。） ② 医学または医療分野における人権の尊重に関して理解のある法律に関する専門家または生命倫理に詳しい者 ③ 上記1・2以外の一般の立場の者 ※委員数は5名以上 ※男女それぞれ1名以上含まれていること ※委員会設置者と利害関係のない者が2名以上含まれていること ※同一医療機関（当該医療機関と密接な関係を有するものを含む）に所属する者が半数未満であること

出典：厚生労働省ウェブサイトをもとに作成

とを「認定再生医療等委員会（認定委員会）」といいます。

　これらの委員会は、前頁図2のような構成要件のもとでつくられました。比べてみると、第一種再生医療等技術・第二種再生医療等技術を審査する特定委員会よりも、第三種再生医療等技術を審査する認定委員会のほうが、設置基準が相当ゆるいことがわかります。

　しかし、いくら委員会が目を光らせるようになったとはいえ、第一種・第二種・第三種のいずれの場合でも、最終的に患者さんの治療に対して責任を負うのは委員会ではなく、実際には治療をおこなう医療機関であり医師です。それを覚えておいてください。

再生医療はこのプロセスで提供される

　再生医療等安全性確保法は、再生医療が患者さんに提供されるまでのプロセスを決めるものでした。つまり、このプロセスを経た治療だけを、「再生医療」と呼べるのです。裏を返せば、しつこいようですが、このプロセスを経ていないものは「再生医療」とは言えないのです。

　では、再生医療を提供するまでに、どのようなプロセスが必要なのでしょうか。

　まず、再生医療等委員会のところでも少し出てきましたが、再生医療等をおこなう医療機関は、治療をおこなう前に治療内容に関する計画書である「再生医療等提供計画」を必ず作成しなければなりません。

図3：リスク分類ごとの再生医療提供までのプロセス

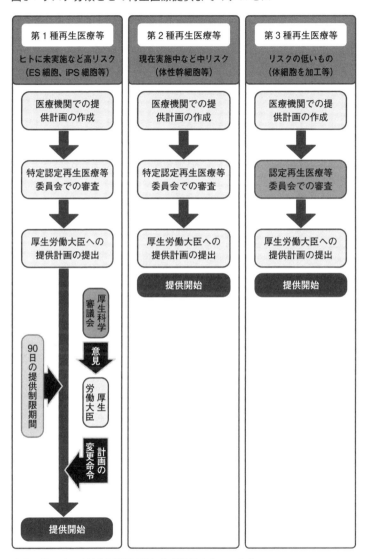

出典：第41回 再生医療等評価部会 参考資料 をもとに作成

提供計画ができたら、再生医療等委員会に提出して審査をしてもらいます。法律の基準に照らして特に問題がなければ承認され、晴れて再生医療を提供できるようになる、というわけです。ちなみに、第一種提供計画は特定委員会の承認を受けた後、さらに厚生科学審議会の審査を経てから治療できるようになります。

　再生医療が提供されるまでの流れは、図のほうがわかりやすいでしょうから、前頁図3を参照してください。

提供計画の一覧は誰でも見られる

　再生医療等委員会で審査された提供計画にどのようなものがあるか、実は誰でも調べることができます。厚生労働省の「e-再生医療」というウェブサイトの「登録情報等の公開」から再生医療等提供計画（第一種・第二種・第三種）の一覧を見ることができます。興味があれば一度のぞいてみてください。北海道から沖縄県まで、全国津々浦々のさまざまな病院やクリニックから、提供計画が提出されていることがわかります。

世界に誇れる法律ができた残念な理由

日本の法律が世界へ伝播した

　実は、2014年に施行された再生医療等安全性確保法は、世界

に先駆けてつくられた再生医療に関する法律でした。世に出回っている再生医療等製品は欧米のほうが多いのですが、それを規制する法律ができたのはおそらく日本が初めてだったと思います。アメリカで、再生医療について記載されている「21世紀の治療のための法律（21st Century Cures Act）」が成立したのは、日本で再生医療等安全性確保法が成立した2年後のことでしたから。少なくとも、当時アジアでは日本にしかありませんでした。

「なんでもあり」の野放し状態になっていた再生医療に、一定の規制をかける法律を日本がいち早く整備したことは、世界に誇れるくらい素晴らしいことです。その後、アジア圏にだんだん伝播して、台湾などが日本の再生医療等安全性確保法とほぼ同じような法律をつくりました。

UAE（アラブ首長国連邦）でも、日本の再生医療等安全性確保法を流用しているようです。私共が2021年にUAEの保健院（日本でいう厚生労働省）を訪れたとき、日本語で書かれた再生医療等安全性確保法のようなものを見せてもらいました。少しおかしいところがあり、「直してください」と言われたので、いろいろと直しました。それが当時のガイドラインになりました。

いい加減な医療行為の横行、そして死亡事故

なぜ、日本がいち早く再生医療の法律を整備することになったのか。その理由は、素晴らしいとは到底言えない、日本の再

生医療をとりまく事情にありました。再生医療等安全確保法ができた理由の3つ目でもお話しした、医療事故です。

「再生医療に一定の規制を設けるための法律が必要だ」という声が上がるようになったきっかけは、2010年に起きた京都ベテスダクリニックの死亡事故でした。この病院は、韓国のバイオ関連会社「RNLバイオ」の協力病院として2010年5月に京都で開院しました。「自己由来脂肪幹細胞を培養して、億単位の脂肪細胞を静脈投与して難病を治す」という文句をウリにしていた病院でした。

2010年10月、韓国で自分の幹細胞を培養し、この病院に投与を受けに来た韓国人男性（73歳）が、投与して2時間後に肺動脈塞栓症で亡くなる事件がありました。幹細胞投与と死亡との因果関係は不明とされながらも、2011年5月に開業からわずか1年で事実上閉院する事態になったのです。

この病院では、ほかにも何百人という患者に幹細胞を投与していたようです。2009年にも中国で幹細胞治療を受けた韓国人が死亡していたことが、2011年になってわかりました。

業界を見てきた私共からすれば、このような事件が起きることに意外性はありませんでした。当時、日本のいろいろなところで詐欺まがいの再生医療がおこなわれていましたから。たとえば、患者さんから採取した皮下脂肪を培養して胸に移植する

豊胸手術や、美容目的で皮膚のたるんだところに注入するしわ取りなど、いい加減な医療行為が横行していました。インバウンド需要に乗っかって、そのような医療行為に対して1回1000万円も治療費を取っていた病院もありました。

　再生医療を取り巻く状況がそのような感じなので、世間では「再生医療はあやしい」「再生医療は詐欺だ」というイメージが常にありました。私共は当時、この様子を見ていて、「これは絶対すごい事故になるぞ……」と思っていました。そしたら案の定、死亡事故が起こったというわけです。

　この事件が、「再生医療にはなんらかの法整備が必要だ」という気運が高まるきっかけになりました。

「幹細胞治療がいくらでもできる国」

　この事件の翌年、2011年1月26日に、日本再生医療学会が声明文を発表しています。声明文の内容を簡単に説明すると、次のようなものでした。

・ 国内の医療現場では再生・細胞医療と称して正規ルートの手続きを経ないで幹細胞の輸注や投与、移植などがおこなわれ、数々の医療事故が発生している
・ 日本が他国から幹細胞治療分野において「THERAPEUTIC HEAVEN」(「幹細胞を使った治療がいくらでもできる国」といった意味)として利用されている(すでにされつつある)
・ 国民の皆さんに幹細胞治療に対して誤った認識を持たせてし

まうことを強く憂慮する

そして、各方面に次のようなことを求めました。

・学会会員に対しては、各種法令や通知、ガイドラインなどを遵守し、未認可の幹細胞を使った医療行為には関与しないこと
・患者さんに対しては、かかろうとする医療機関が治療について公的機関から承認されているか、臨床研究や治験の承認を受けているかを確認する
・行政に対しては、未承認の再生・細胞医療に対して医療法や薬事法等の改正を推進し、適切な新しい医療提供体制を構築することで、患者（国民）の安全性を早急に確保すること

そうしてできたのが、再生医療等安全性確保法なのです。基本的に医療行為には医師の裁量が認められるものの、この法律ができたことで、先にお話ししたようなプロセスが義務づけられ、一定の安全性を担保する仕組みができたわけです。

法律ができても、懸念は残っている

しかし、「法律ができたから安心」とはなりませんでした。それでもまだまだ、詐欺まがいの治療が後を絶たなかったからです。

せっかく再生医療等安全性確保法という素晴らしい法律がで

きて、iPS細胞をはじめとする再生医療の研究も進んでいて、医療は確実に進歩している。にもかかわらず、再生医療にまつわる大きな事故が次もまた起きたら、1歩進んだのに10歩下がってしまうようなものです。

　再生医療の仕事で食べている私共からすれば、それだけは避けたい。それが私共の切なる願いなのです。

　だからこそ、このような素晴らしい法律を遵守しない医療機関は厳しく処罰されればいい。けれども、再生医療等安全性確保法もまだ完璧とは言えません。この法律はまだまだ改良の余地があるので、さらなる改善を求めて厚生労働省に働きかけていく必要があります。

再生医療とはいえない人気治療の登場

幹細胞培養上清液治療とエクソソーム治療

　事前に提供計画を提出し、再生医療等委員会で審査され、承認を受けていないものは「再生医療」とは言えない——。これまでそんなお話をしてきました。自費診療のクリニックでおこなわれている、再生医療とは言えない施術の代表格が、「幹細胞培養上清液治療」や「エクソソーム治療」です。しかし、ちまたではいま、この2つが大人気のようです。

これらの治療で使われている「幹細胞培養上清液」「エクソソーム」とは、どのようなものでしょうか。いくつかのクリニックのウェブサイトで調べてみると、だいたい次のような説明が出てきます。

幹細胞培養上清液（または幹細胞培養液ともいう）

歯髄や臍帯、骨髄、脂肪などの間葉系幹細胞と呼ばれる細胞を採取して培養し、遠心分離にかけて幹細胞を取り出して滅菌などの処理をした後の上澄み液のこと。この上澄み液には自然な状態に近いサイトカインや成長因子などの生理活性物質が含まれていて、体内の組織や細胞の再生を促す作用があると言われている。

エクソソーム

細胞から分泌される細胞外小胞体の一種。内部に核酸（mRNA[※1]やmiRNA[※2]、DNAなど）やタンパク質などを含み、細胞と細胞の間や体液に存在する。主に、細胞間での情報伝達の役割を担い、老化現象や病気の発症など全身に影響を与える。身体のさまざまな部位に届きやすいため、治療効果が持続する可能性がある。

※1　mRNA（メッセンジャー RNA）：DNAと相補的な塩基配列をもつRNAで、DNAの遺伝情報をタンパク質合成の場であるリボソームに伝えるのがその役割である。（出典：化学辞典 第2版）

※2　miRNA（マイクロRNA）：遺伝子発現を抑制する効果を持つ21〜25塩基程度の一本鎖RNA。ゲノム上にコードされているが、タンパク質へは翻訳されないNON−CORDING RNAで、分化、細胞増殖、アポトーシス等の生物にとって欠かすことのできない生命現象に深く関わっていると考えられている。（出典：研究用語辞典）

　幹細胞培養上清液にエクソソームが含まれていることも多いので、両者を同じものとして説明しているウェブサイトも多いようです。

　それらの治療では、抗炎症作用や抗酸化作用、美容作用（アンチエイジング）、血管の再生・新生作用、組織・神経修復作用、免疫調整作用などが期待されるとしています。これだけ見ると、まさに夢のような治療に思えます。しかし、実態は「夢のような治療」とはほど遠いのです。

事故が絶えないのに、メディアは報道しない

　幹細胞培養上清液治療やエクソソーム治療は「夢のような治療」ではない。なぜなら、これらの治療には大きなリスクが潜んでいるからです。

　たとえば、使っている細胞がどこの誰のものかがわからないことです。何が入っているのか、まったく見当もつかない。そのため、効果があるのかどうかもわかりません。それを細胞や再生医療の知識を十分に持たない医師が、患者さんに打ちまくっているのです。「そんな、まさか……」と思いますよね。そ

の「まさか」が起こっているのです。

　iPS細胞の研究のおかげで日本の再生医療が脚光を浴びるようになった陰で、どうしてこんな詐欺まがいの治療がはびこるようになったのか。第2章では、日本の再生医療の問題点とそのような問題が起こる原因についてお話ししていきます。

日本の再生医療が抱える問題点

Blind Spot in
Regenerative Medicine

Chapter | 2

日本には「あたかも再生医療」が蔓延している

事前規制されてもなお、危険な治療が後を絶たない

　現在、いろいろな疾患に再生医療を使った治療がおこなわれています。そして、再生医療等安全性確保法ができて以来、そこに事前規制の網がかぶせられたのはいいのですが、だからといって「再生医療を扱うクリニックの治療は安心・安全か?」というと、残念ながら必ずしもそうとはいえません。

　というのも、再生医療等安全性確保法上で定められた審査を受けることなく、詐欺まがいの再生医療をおこなうクリニックが後を絶たないんです。

　安全性も製造工程も確認できていない薬剤を使っていたり、(委員会から承認を受けてもいないのに) SNSやYouTube広告で人気タレントに「夢のような治療ですね」などと言わせたり、ウェブサイトにビフォーアフターの写真を載せて見違える効果が得られるかのように見せたり……。

　ことさらメリットばかりを強調して、お金儲けのために客集めをするクリニックが少なくありません。患者のほうも専門的な知識を持ち合わせていないので、何が良くて何が悪いのか判断がつかないようで、危なっかしくて見ていられません。

私共としては、これらの危険な治療を撲滅したいと考えていますが、まだ道半ばです。この問題は法律でしか解決できないと考えており、これらを規制するようなルールを再生医療等安全性確保法もしくは薬機法に入れてもらえるように働きかけています。しかし、本書を執筆している2023年8月現在も状況は悪化の一途をたどっています。

正式な手続きを踏まない「あたかも再生医療」

　ひとつ皆さんに知ってほしいのが、何度も言うように、いまの日本で「再生医療」と呼べるのは、再生医療等委員会に実施計画（提供計画書）の審査を依頼し、委員会から承認を受け、厚生労働省に届け出をして受理されたものだけです。それ以外は「再生医療」とは呼べないのです。

　本書では、それらのプロセスを経ていないものを総じて、「あたかも再生医療」と呼びます。まるで再生医療のように見えるけれども、実は再生医療ではない、という意味です。

　この「あたかも再生医療」こそが、私共が特に問題視しているものなんです。

「あたかも再生医療」の何が問題なのか？

幹細胞培養上清液治療とエクソソーム治療

　モラルも何もない、倫理や法律を無視した治療がおこなわれている。その代表的なものが、第1章の最後でもお話しした、幹細胞培養上清液治療やエクソソーム治療です。

　誤解のないように言っておきたいのですが、私共は幹細胞培養上清液治療やエクソソーム治療に効果がないと言っているわけではありません。逆に、この治療方法には大きな可能性があると期待しています。

　ただし、2023年8月現在では、幹細胞培養上清液治療やエクソソーム治療は、再生医療等安全性確保法のルールに則った治療ではありません。だから、安全性や妥当性について、十分に検証や審査がされていない。にもかかわらず、それらの治療を提供するクリニックは、国内に無数にあります。この状態が「まずい」と言っているのです。

　事態を憂慮した私共は、コンサルティング会社に依頼して調査を実施しました。調査ではまず、厚生労働省およびインターネット上に公開されている情報から幹細胞培養上清液やエクソソームを用いた治療を提供している医療施設を669施設ほど特定しました。その後、既定のプロセスを経ているかを確認するため、厚生労働省の「再生医療等提供機関一覧」と照らし合わ

図4：幹細胞培養上清液治療やエクソソーム治療を提供している医療施
　　設数

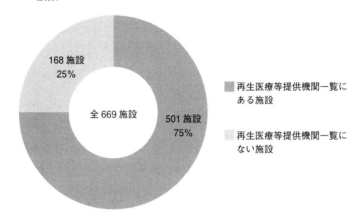

全669施設

168施設
25%

501施設
75%

■ 再生医療等提供機関一覧に
　ある施設

□ 再生医療等提供機関一覧に
　ない施設

せました。その結果、一覧に掲載されている施設は75％（501施設）に過ぎず、残り25％（168施設）は掲載が確認できませんでした（図4参照）。

細胞の出所がわからない危険性

　再生医療等安全性確保法に則っておこなわれる幹細胞治療では、次のいずれかが提供する細胞を使うことがルールとして明確に決められています。

・「特定細胞加工施設許可業」を取得した企業
・院内に併設された、細胞加工施設届の出された医療機関

　このようなルールがあるので、治療で使う細胞が「どの施設

で」「だれに」「どの疾患の治療のために」「どのようにつくられたのか」を、ある程度は追うことができます。再生医療等安全性確保法に則った治療であれば、患者の体に入れる細胞の出所が不明瞭なことがないようになっているから、判断の材料は多いのです。

　ところが、「あたかも再生医療」で使う細胞は、それらの情報がまったくわからないことがあります。先ほどの幹細胞培養上清液やエクソソームを用いた治療を提供していた669施設のうち、幹細胞培養上清液やエクソソームの原料を調べてみると、患者自身の細胞が原料となっている（自家由来）と推察される施設はわずか25施設、ほかの人の細胞が原料となっている（他家由来）と推察される施設は566施設と最多で、どちらのものか不明

図5：原料別に見た幹細胞上清液治療・エクソソーム治療の提供施設数

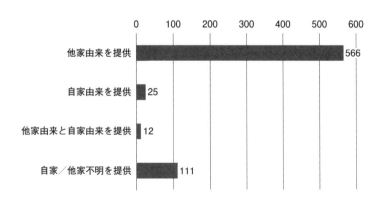

な施設は111施設でした（図5参照）。本調査では医療機関のウェブサイトの情報をもとにしているため、「不明」とされている施設でも、「ウェブサイトに公開していないだけで患者には説明している」と弁明されるかもしれません。しかし、それもないとしたら、恐ろしいことです。日本人のものか、外国人のものか。男性のものか、女性のものか。病気を持った人のものか、そうでないか。何らかの薬を服用している人のものか、そうでないか――そんなこともわからないのです。

　由来がわからないということは当然ながら、安全性や成分の検証もできず、各種専門家などの第三者が審査や評価をしているわけでもないから疑問や疑いしかない。

　それを扱う医師も、「あたかも再生医療」の未承認薬は「これは若い人から採取したもので製造された、とても素晴らしいものなんですよ」などというセールストークを信じて患者さんに使っているのかもしれません。そんな得体の知れない未承認薬を、患者さんの体内に入れていいのか？　この現実を説明されれば、誰だって危険だと思うのではないでしょうか。

　ちまたで再生医療と称した自費診療をおこなっているクリニックの医師は、業者が持ってくる製造工程のまったくわからない幹細胞培養上清液やエクソソームを、何の疑いもなく良いものだと思い込む。そして、安全性を確認せずにこれらの治療に足を踏み入れてしまう……。医療行為には基本的に医師の裁量が認められますが、これらの治療まで「医師の裁量」の範囲内として認められるかどうかは、正直微妙なところです。

リスクが高いことを知らない患者

　私共の見解では、再生医療等安全性確保法の枠組みで、幹細胞培養上清液やエクソソームのような「あたかも再生医療」は第一種に相当するのではないかと考えています。第一種再生医療等技術とは、人の生命および健康に与える影響が明らかでない、または重大な影響を与えるおそれがあることから、安全確保等の措置を講じなければならない医療技術のこと。つまり、それほど人体にとってリスクの高い治療だと私共は考えていますし、患者さんにもそう思ってほしいのです。

　しかし、幹細胞培養上清液やエクソソームを用いた治療をおこなう医療機関のうち、再生医療等提供機関一覧に掲載されているところであっても、第三種の提供計画のみ届け出ている施

図6：再生医療等提供機関一覧に掲載されている施設の提供計画区分

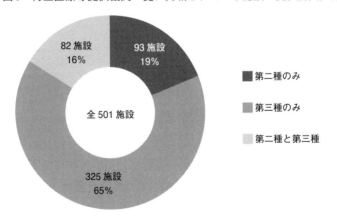

設が65％と圧倒的に多いのです。そのほかは、第二種のみ届け出ている施設が19％、第二種と第三種の両方を届け出ているのは16％でした（図6参照）。

　ちなみに、2023年秋にも施行される改正再生医療等安全性確保法では、薬機法の対象とならない自由診療や臨床研究におけるmRNA（メッセンジャーRNA）を利用した技術が、遺伝子治療関連技術に含まれる予定です。

　現在ちまたでおこなわれているエクソソーム治療ではmRNAの効能を利用しているため、再生医療等安全性確保法のルールに則って治療しなければならなくなる可能性があります。その場合、それを遵守しなければ、明確に再生医療等安全性確保法違反になってしまいます。

この状況を研究者は知らない

　投与方法によっても、人の生命にかかわるかどうかは変わってきます。先ほどの669施設を幹細胞培養上清液やエクソソームの投与方法別に見ると、点滴投与が404施設と最も多いのですが（次頁図7参照）、実はこれが最もリスクの高い投与方法です。ほかの皮内や頭皮への注入、塗布、点鼻、点眼などと違い、点滴投与はもしものことがあれば人命にかかわります。研究者のような再生医療の知識がある人間からすれば、当然これが危険なことだとわかるはずです。

　しかしやっかいなことに、臨床の現場でこのような治療がお

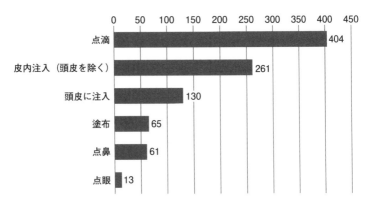

図7：投与方法別に見た幹細胞培養上清液治療やエクソソーム治療を提供している医療施設数

こなわれていることを、再生医療の研究者は知りません。私共は以前、某有名大学の教授に「幹細胞培養上清液やエクソソームを静脈投与したり点滴投与したりしている医師がいる」と話したことがあります。すると、教授はまともに取り合ってくれず、こんなふうに言うのです。

「君、そんなウソ言っちゃダメだよ。そんな危ないことをする医師がいるわけがないでしょう」

研究者にとってみれば、冗談みたいな話なのでしょう。

そんなクリニックはそこかしこにあるし、表に出ないだけで、実際には医療事故が起きていたりもするのですが……。私共は医療事故がこれ以上起きないことを切に願いながら、今日も警

鐘を鳴らし続けるしかありません。傍から見たら「単なる反対派かなんかだろ？」って思われるのでしょうが、実はただ、「法律の範囲内でちゃんとやろうよ」って言っているだけなんです。

胡散くさいと思われている「再生医療」

「再生医療」というキーワードは、人やお金を集めやすいようです。だから、再生医療とはいえない治療にもかかわらず、「再生医療」をうたってしまう。先ほどの調査の続きとなりますが、幹細胞培養上清液やエクソソームを用いた治療をおこなっているとした669施設のうち、その医療施設のウェブサイト内で「再生医療」という言葉を使用していた施設は73％（488施設）にのぼりました（図8参照）。

図8：幹細胞培養上清液治療・エクソソーム治療を提供する医療施設の
　　　うち、「再生医療」という言葉を使用していた施設数

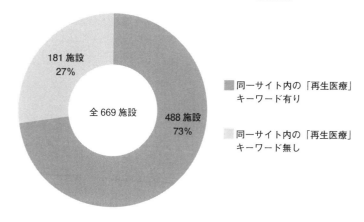

181 施設
27%

全 669 施設

488 施設
73%

■ 同一サイト内の「再生医療」
　キーワード有り

■ 同一サイト内の「再生医療」
　キーワード無し

さらに、詐欺まがいのお金集めにも利用されます。法律の意味や意義をまったく理解しない、わけのわからない人間が、「再生医療ってすごいんだぞ！　だから、お金を投資しなさい！いろいろ教えてあげるから、集まりなさい！」とネズミ講のようなことをするのに、「再生医療」という言葉を利用するのです。実際に再生医療をめぐって、いろいろと詐欺まがいのことが起きています（詳しくは第4章でお話しします）。

　そして、SNSやYouTubeを見れば、「どんな病気やケガも治る夢の治療」という広告が流れている……。

　いつまでもそんな状態だから、再生医療は世間からはこう思われてしまう。

　「再生医療って、なんか胡散臭いよね」

　再生医療を取り巻く状況は、いまだにこんな感じです。

　せっかく再生医療等安全性確保法という素晴らしい法律ができたのだから、ルールを守らない「あたかも再生医療」にいそしむ企業やクリニックに対しては、せめて国が厳しく注意したらいいのに……。そう思わずにいられません。

なぜ、「あたかも再生医療」が提供されるのか?

　さっきから何度も出てきている「あたかも再生医療」。

　私共からすれば、モラルも法律順守の意識もない医師がおこなっている、けしからん治療ですが、なぜこのような医療が提供されているのでしょうか。「あたかも再生医療」を提供する側の言い分をいくつか紹介してみます。

①グレーだけど黒ではないから大丈夫

　医師の言い分として、「(法律違反かどうかは)グレーではあるけれど、黒ではないから大丈夫」というものがあります。

　先日も、とあるクリニックでエクソソームの名前を変えて治療に使っているところがありました。そこのオーナーは外国人なのですが、ある程度は日本の再生医療等安全性確保法のことも知っているようで、法律をかいくぐって提供しているようなのですが、これは危険な考え方です。グレーだと思っていても、実は黒という場合もありますからね。

②提供計画の作成や審査の申請にお金がかかりすぎる

　提供計画の作成や審査の申請にお金がかかりすぎるという言い分もあります。

　先ほどからもお話ししているとおり、日本で再生医療を使っ

た治療をしようと思えば、再生医療等安全性確保法で定められた手続きを経る必要があります。

　まず、どんな治療をする予定なのかを説明するため、再生医療等提供計画を作成しなければなりません。再生医療等委員会の審査を通過できるような書類を自力で作成するのは大変です。コンサルタントや行政書士に委託して作成してもらうと、これに100万円から200万円ほどかかります。そして、再生医療等委員会の審査費用としてまた約50万円かかります。また、委員会で受理され、厚生労働省から承認が下りても、1年後には定期報告が義務づけられています。この定期報告にも10～20万円ほどかかります。一連の手続きに、1疾患あたり100万円から300万円くらいかかるわけです。
　しかも、1疾患ごとにこれだけのお金がかかるので、3つの疾患を申請しようと思えば、それだけでなんと1000万円前後の費用がかかる計算に。「再生医療を使った治療がしたい」と思い立ってから、実際に患者さんを治療できるようになるまでに、通常3カ月から半年という長い時間もかかります。

　これだけコストや時間がかかるのに、自費診療は高額なので集客できるかどうかもやってみなければわかりません。そうなると、そのコストがもったいないので、「あたかも再生医療」に手を出してしまうのでしょう。

③SNSやYouTubeで人気タレントを使ってバンバン宣伝しないと集客できない

　「あたかも再生医療」に手を出しているクリニックでは、再生医療について「何でも治せる夢の治療」のような宣伝文句で、SNSを使って誇大広告を打っています。また、人気タレントやインフルエンサーを登用してYouTubeの動画広告で宣伝させたりもしています。これらは医療広告ガイドラインをはじめ広告規制に違反しているケースが多いのですが、規制もされず、ユーザーは広告の内容が正しいかどうか判断できません。

　「あたかも再生医療」のようなリスクの高い治療を、SNSやYouTubeでリスクを説明することなくバンバン宣伝するのは、患者さんに対する詐欺行為ではないかと思ってしまいます。でも、「あたかも再生医療」を提供している人たちは、リスクや本当の技術内容を理解しないで提供しているのが現状なんですがね……。

再生医療等委員会の闇

同じ提供計画でも委員会によっては通らない

　安全な再生医療を提供するために設置されたはずの「再生医療等委員会」にも、いくつかの重大な問題が潜んでいて、これ

が再生医療をとりまく問題の解決をさらに遅らせる要因となっています。

　まずは、同じ提供計画でも委員会によって通す・通さないの判断が分かれることです。たとえば、A委員会では通るけれども、B委員会では通らない。そんなケースがあります。

　委員会による判断のばらつきよりも、さらに悪いのは、審査を通す気がないのに継続審査にする悪質なケースがあることです。初めから審査を通さないだけならまだしも、継続審査にしてしまう。そうすれば、また委員会に審査費用としてお金が入ってくるからです。

利益相反の問題をはらんでいる

　いま、第二種再生医療技術等の委員会に提出されている提供計画は増え続けています。少し前まで60クリニックくらいで提供計画数も200本くらいしかなかったのが、いまは200クリニックを超えていて、提供計画数も1200〜1300、もしかするとそれ以上になっています。

　そのため、細胞加工や再生医療に手を出したことのない大手企業が新たなビジネスチャンスを求めて、委員会に参入するようになりました。

　このように事業への参入者が増えることは業界としてとても良いことなんですが、その反面、問題点も増えています。

　問題点のひとつが、審査する側・される側で往々にして利益相反が見られることです。再生医療等委員会の構成要件に、次

のようなものがあります。

・委員会の設置者と利害関係を有しないものが2名以上含まれていること
・同一の医療機関（当該医療機関と密接な関係を有する者を含む）に所属している者が半数未満であること

　しかし、委員会のメンバーと提供計画を提出するクリニックや医師との利害関係については、はっきりしたルールがありません。そのため、どの委員会審査においても利益相反の問題をはらんでしまっています。

　利益相反とはどういうことでしょうか。
　実際に次のようなケースがあります。ある細胞加工物製造業者の社長さんが再生医療等委員会を設置しました。その委員会は一般社団法人になっているのですが、驚くべきことに、委員会のホームページに「委員会で審査を受けるには、当一般社団法人に入会していただく必要があります」と書かれています。しかも、会員さんからは年会費を取るようです。年会費や審査費用を払っているのに審査に通さなければ、会員さんはさすがに怒りますよね。だから、委員会と会員の間にどうしても忖度が発生するのではないかと勘ぐってしまう。

　厚生労働省もこれは問題視しているようで、「母体となる医

療法人や委員会の議長、審査委員との関係性を説明するように」などと言ってはいます。しかし、ガイドラインがはっきりしないので、こういった利益相反がダメなのかどうかも不明確なままです。

委員会ごとに審査基準や質のばらつきがある

2023年8月現在、特定認定再生医療等委員会だけでも73あり、ほとんどが大学に設置された委員会です。そのうち常時稼働しているのは5〜7つくらいですが、委員会ごとの審査基準にばらつきがあることも問題です。

たとえば、細胞の質のこと。再生医療のうち、細胞治療においては細胞の質が治療効果や安全性を大きく左右します。細胞を培養するときに、細胞の生存率が高ければ高いほど、また細胞のサイズが小さければ小さいほど治療効果や安全性が高くなります。

細胞のサイズは、何回継代をくり返したかによって決まります。培養するときには容器に入れて培養するわけですが、容器が細胞でいっぱいになると、別の容器に細胞を移します。これを「継代」といいます。この継代をくり返すと、細胞が肥大化したり変形したりしてしまうのです。

大きな細胞を投与すると、肺の血管に血栓ができて呼吸困難や胸痛、心停止を引き起こす肺塞栓という病気になってしまうおそれがあります。そのため、できるだけ継代を抑えるのが細

胞の質を高く保つコツです。

　私共が審査を依頼する委員会ではとても厳しい基準を設けていて、「静脈投与する場合は、細胞の48時間後の生存率が95％以上、継代は第4継代まで」としています。

　しかし、ほかの委員会では「生存率90％以上」を基準としているところもあれば、「生存率85％以上であれば、静脈投与して良い」としているところもあり、審査基準がばらばらなんです。

　細胞治療の安全性にかかわることなので、本来ばらつきが出てはいけないところなのですが、委員会にはそういった審査基準に関するレギュレーションがないのです。

　73個もある委員会に、特に横のつながりがないことも災いしています。

　そのため、どこかの委員会が審査したクリニックで事故やトラブルが生じても、ほかの委員会に情報共有がなされることはあまりないんですよね。

　それを問題視した厚生労働省が、委員会の代表者を招いて会合を開いたりしてはいるようです。しかし、それで委員会同士が相互に連携できるようになっているかというと、そうではありません。

　また、私共の目から見ると、細胞の培養の仕方にせよ何にせよ、「これではどうやっても質の高い細胞はつくれないでしょ

う」と思ってしまうような提供計画が、たくさん審査を通ってしまっているのが現状です。再生医療等委員会にはそれなりに知識を持った有識者が選ばれているはずなんですが、なぜか提出された提供計画が本当に実行できるものかどうかを正確に判断できる人材がいないのかもしれません。真偽は不明です。

　ちなみに、私共はウェブサイト「e-再生医療」の一覧でクリニック名を見れば、どこが細胞加工を委託されているか予想できますし、書式を見ればどこがつくった提供計画なのかもすべてわかります。だから、厚生労働省は私共を再生医療等委員会のメンバーに入れてくれたら、一番いいんですけど……（笑）

世界に後れを取る 日本の再生医療

再生医療品等製品の開発・製薬化は大変！

　再生医療等安全性確保法において、再生医療等製品とは再生医療に使用される製品のことではなく、遺伝子・細胞治療製品のことをいいます。法律の条文（法第2条第9項）に書かれている内容はものすごくわかりづらいので、ぐっとわかりやすくすると、次のようになります。

1. 人または動物の細胞に培養そのほかの加工を施したもの（細

胞・組織加工製品）

a. 身体の構造または機能の再建、修復または形成のために使うもの

b. 疾病の治療または予防のために使うもの

2. 遺伝子治療のために人または動物の細胞に導入して使うもの（遺伝子治療薬）

　私共の関連する会社でもこの再生医療等製品の開発に取り組んでいます。要は、細胞・組織を加工（培養等）したものを薬品（製品）として使えるようにするのが目的なんですが、正直なところ、製品化はなかなか大変です。

海外に比べ、承認されている製品は少ない

　再生医療等製品の開発は、日本だけでなく世界中で進められています。たとえば、2020年から2022年の米国・欧州・日本の3地域の開発動向を比較してみましょう。

・米国：378品目→611品目に233品目増加（61％増）

・欧州：185品目→253品目に68品目増加（36％増）

・日本：54品目→77品目に23品目増加（43％増）

　日本も参入企業が増えているので、再生医療等製品の開発は少し前に比べると加速状態にはあると思います。しかし、米国や欧州に比べるとまだまだ……という気がしますね。

ちなみに2023年現在、日本の再生医療等製品の承認数は、図9のように19製品あります。2015年時点では2製品、2021年時点では12製品だったので、じわじわ増えてきてはいます。とはいえ、欧米と比較するとまだまだ少ないのです。

日本の研究所が海外に後れを取る理由

　この海外と日本の承認数の違いはどこからくるのかというと、やはり研究者の考え方の違いもあるだろうと思います。

　欧米では「開発する以上は早くマネタイズしなければならない」という考えから、患者が求めているものを的確に見極めて研究をする傾向があるのでしょう。「患者さんに早く届けなければ」という意識がはたらくので、開発から商品化までがスピーディーに進みます。

　それに比べて日本では、国からの補助金を使って長い時間をかけて研究している、という印象があります。どこか牧歌的なのです。しかも、研究者はiPS細胞にばかり注目して、そのほかの再生医療の研究にはあまり注目していない。昔からある幹細胞治療の研究には、見向きもしません。幹細胞治療のほうがiPS細胞よりも早く患者さんにお届けできて、ニーズもあるのに……。

　iPS細胞の研究者は山ほどいるし、iPS細胞が治療薬として実

図9　日本の再生医療等製品の承認数（2023年5月末時点）

ヒト細胞加工製品(16)	販売名
ヒト体細胞 加工製品(9)※	ジェイス ジャック キムリア点滴静注 イエスカルタ点滴静注 ブレヤンジ静注 アベクマ点滴静注 カービクティ点滴静注 ジャスミン ビズノバ
ヒト体性幹細胞 加工製品(7)	ハートシート* テムセルHS注 ステミラック注* ネピック オキュラル アロフィセル注 サクラシー
ヒト人工多能性 細胞加工製品(0)	- - -
ヒト胚性幹細胞 加工製品(0)	- - -
遺伝子治療用製品(3)	販売名
プラスミド ベクター製品(1)	コラテジェン 筋注用4mg*
ウイルス ベクター製品(1)	ゾルゲンスマ 点滴静注
遺伝子発現 治療製品(1)	デリタクト注*

計19製品

※遺伝子改変細胞であるCAR-T製品はヒト体細胞加工製品に分類

出典：医薬品医療機器総合機構(PMDA)「PMDA における再生医療等製品の承認審
　　　査とレギュラトリー・サイエンス推進の取組みについて」をもとに作成

用化されるにはまだ時間がかかるので、私共はiPS細胞の研究に携わるつもりはありません。「もっと早く、安価に患者さんが求めるものをお届けしたい」という理念があるからです。

デザイナー細胞の研究開発

　いま、私共の関連会社が取り組んでいるのが、「デザイナー細胞」の研究開発です。デザイナー細胞とは、遺伝子と幹細胞を人工的に融合させてつくったもので、臓器や組織の患部に誘導して定着し、悪いところを修復したり回復させたりする機能を持っています。その会社では主に、脳梗塞などの脳血管障害で起こる半身まひや手のしびれに対する効果を狙ったデザイナー細胞のつくり方を研究しています。

　いまはまだ研究段階で、合体させる遺伝子と幹細胞の評価をしているところです。どちらも、マウスなどでの動物実験はすでに多く実施されていて、ある程度は安全性に関するエビデンスがあるものなので、安全性を確認する時間は節約できています。まだ治験には至っていませんが、早ければ2年で臨床まで持っていって、5年で製薬化し、早く世の中に送り出したいという気持ちで取り組んでいます。

高額すぎる治療が保険診療の対象になっている

1回あたり1500万円もするステミラック注

　日本で承認されている再生医療等製品の中には、保険診療の

対象となっているものの高額すぎて使える人がほとんどいない
ものもあります。

　たとえば、ニプロ株式会社という医療機器・医薬品メーカー
が札幌医科大学と共同開発した「ステミラック注」という製品。
これは、脊椎損傷への再生医療等製品として世界で初めて承認
された治療薬です。37人の患者さんに治験をしたところ、8割
の急性期の患者さんに効果が出たそうです。私共のところにも、
よく患者さんからお問い合わせがきます。

　札幌医科大学付属病院のウェブサイトによれば、ステミラッ
ク注は次のように説明されています。

　　ステミラック注は、患者さんの骨髄液に0.1％程度含まれ
　る間葉系幹細胞を培養することによって製造する再生医療
　等製品です。使用する培養液中にはご自身の血清を用いる
　ため、ステミラックの原材料は患者さんの骨髄液と血液に
　なります。

　　この骨髄由来の間葉系幹細胞を、2～3週間かけて、およ
　そ1万倍（1億個）にまで培養します。その後、安全性試験、
　品質試験を経て、最終的に製品化いたします。投与は、末
　梢静脈内に60分程度かけて点滴静注を行います。

　　ステミラック注は、通常の保険診療の対象となります。ま

つまり、自己骨髄由来幹細胞を脊椎損傷で急性期にある患者さんに点滴投与すれば改善するとして、条件付きではあるものの再生医療等製品として承認されている。それがステミラック注です。

しかし、保険適用とはいえ、薬価（薬の値段）を見て驚かない人はいないと思います。ステミラック注を1回使用したときの薬価はなんと、1495万7755円！

なぜこんな金額になるのか、さっぱりわかりません。「どうやったら製造にこんなにお金がかかるんだ？」と思わざるを得ません……。

さらに、ある情報媒体でステミラック注の生みの親であるニプロの社長さんにインタビューした記事を読んで、もっと驚きました。次のようにおっしゃっていたからです。

「製造原価は3000万円かかっており、1500万円の薬価ではペイしない」

「いまの製造方法では黒字にならない」

「製造方法を見直して、原価をどこまで下げられるかが課題だ」

加えて、年間製造能力もたった100検体しかないとのことでした。

このステミラック注はニプロと札幌医科大学が主導して臨床研究などをしてきているのだろうし、マーケットも限定されているでしょう。数多くの大学が研究に関わっているようで、かなりの費用もかかっているであろうと推察はします。基本的に最終的な薬価は国が決めるので、算定方法は非常に細かくしっかりしているはずです。

　しかし、そもそも細胞加工物製造業者がクリニックに卸す自己骨髄由来幹細胞の相場は50〜60万円くらいで、高くても100万円はかかりません。骨髄液の採取だって、高くても数万円でできます。だから、「1回分で1500万円という薬価はないだろう」と思うのです。ましてや、製造原価も3000万円だなんて信じられない……と思ってしまいます。

急性期のみが対象。適用できる患者がほぼいない

　ステミラック注は、再生医療等安全性確保法におけるリスク分類のうち、第二種再生医療等にあたります。自費診療で使っているほかの医療機関はありますが、2023年現在、ステミラック注を使った保険診療を実施しているのは札幌医科大学だけです。

　では、ステミラック注による治療を保険診療で受ける場合と自費診療で受ける場合では、何が違うのでしょうか。先に答えてしまいますが、費用や適用範囲、投与の方法が違います。それぞれご説明します。

① 費用が異なる

　保険診療と自費診療では費用が異なります。保険診療の場合は、高額療養費制度を利用すると約9万円（利用しない場合は自己負担1〜3割で150万円〜450万円）、自費診療の場合は、もちろんクリニックによっても違いますが、150〜300万円程度になります。

② 適用範囲が異なる

　札幌医科大学でステミラック注による治療をおこなう対象は、「受傷後31日以内を目安に骨髄液採取を実施することが可能な受傷後間もない脊髄損傷の患者」さんのみ。つまり、急性期しか対象にならないので、適用される患者さんはなかなかいません。一方、自費診療の場合はクリニックによって異なりますが、急性期だけでなく慢性期も適用範囲になっているところが多いと思います。

③ 投与の方法が異なる

　ステミラック注を投与する方法も違います。保険診療でステミラック注を使う場合は静脈に投与するしか方法はありませんが、自費診療の場合は——もちろんこれもクリニックにはよりますが——静脈投与に加えて、損傷部位への直接投与もできる場合があります。

保険診療であるがゆえに症例数が増えない

　費用面だけを見れば、保険診療のほうがお得に受けられるように見えます。でも、適用範囲が急性期のみと狭く、なかなか対象にならない上に、投与する日に発熱でもしたら投与できなくなります。保険診療は、それくらい適用条件が厳しく設定されているのです。

　遠方から札幌までやっとの思いで赴いたのに、当日になって投与できないと言われた、なんてことも珍しくありません。脊髄損傷になってステミラック注のことを知り、すぐにこの治療に申し込んでも、「通った」という話はほとんど聞いたことがありません。

　「なんで、そんなに適用範囲が狭いの？」と思うかもしれません。保険診療が急性期のみを対象としているのは、おそらく劇的な効果が見込めるからでしょう。

　急性期は症状が現れ始めたころで、急性期治療を受けて回復期となり、症状が安定したころを慢性期と呼びます。慢性期でもゆっくり回復していく可能性はありますが、急性期の患者さんは慢性期の患者さんに比べて、やはり回復のスピードが違います。急性期に間葉系幹細胞を入れるとその後の治りがよくなるというのは、間違いなくあるでしょう。

　しかし、いかんせん金額が高すぎる上に、適用対象が狭すぎ

て症例数もまったく増えていない。現在は7年間という条件付きで承認薬になっていますが、エビデンスが少なすぎるので、継続承認されるかどうかは微妙なところでしょう。

　研究者のみなさんには、現実的に患者さんに手の届く治療薬をつくってもらいたい。これが私共の希望するところです。次の第3章では、そんなお話をしたいと思います。

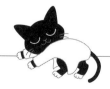

研究者への提言

Chapter | 3

注目される研究がしたい研究者

iPS細胞の研究に多くの研究者が流れていった

　第1章でも少し触れましたが、2012年に山中伸弥教授がiPS細胞の研究でノーベル賞を取って以来、国内外で日本のiPS細胞研究が注目されるようになりました。2013年には文部科学省が「10年で1100億円もの長期的な投資をおこなう」と発表したように、国も積極的に後押ししてきました。そのときから、iPS細胞の臨床応用を目指して研究が進められるようになり、パーキンソン病や血小板減少症、ALS（筋萎縮性側索硬化症）などの難病に対して現在も治験が実施されています。

　こうしてiPS細胞がマスコミに取り上げられて国内外から注目を集めたことで、再生医療に対する世間の認知度が上がり、企業や医療機関の再生医療業界への新規参入も増えつつあります。そのため、山中伸弥教授のノーベル賞受賞をきっかけに、日本の再生医療がとても良い方向に向いたとは思います。

　やはり研究者たるものは、ネームバリューのある研究をして目立ちたいものです。国から莫大な予算が下りるのであればなおさらです。国のほうも、iPS細胞のような名の知れたものや、劇的な薬になるようなもの、絵面的にインパクトのあるようなものに予算をどんどん投入したい。それが、日本の再生医療の

研究がうまくいっていることのPRになるからです。iPS細胞の研究に関しては、研究者と国の思惑が一致しているといえるでしょう。

　しかし、あまりにもiPS細胞ばかりが注目を集めてしまったので、研究者たちがそちらに流れてしまったという現実があることも読者の皆さんには知ってほしいのです。

その研究で何人が救われるのか？

　国はiPS細胞研究にはお金を注ぎ込む一方で、iPS細胞以外の再生医療の研究にはなかなか予算を割きません。そもそも、ほかの研究自体も減っているので、予算をつけられないのかもしれません。研究者は国か企業がお金を出してくれないと研究ができない。だから、iPS細胞以外の研究をしようとする研究者が減る。そうすると、iPS細胞以外に注目が集まらない。このループにはまっているところが日本の悪いところの一部分です。

　iPS細胞のような先進的な研究も、今後の日本の医療のためにはもちろん大切です。現在の医療では有効な治療がない難病に苦しむ人々にとっては、一縷の望みとなりうるからです。

　たとえば最近でいうと、テレビ番組でiPS細胞からつくられた心筋シートを使った心臓病の治療に関する特集が組まれていました。心筋シートとは、iPS細胞をシート状にして心臓に移植して心筋の機能回復をねらうものです。心筋シートを必要としている患者さんは確実にいるので、これがあれば心臓病の患

者さんたちを救うことになります。成功が見込めるので研究は
これからも進むでしょう。そして将来、心臓病の治療方法とし
てスタンダードになれば素晴らしいと思います。

　しかし、「この治療を年間何人の患者さんに適用できるか?」
と考えると、1000人もいないでしょう。そこに何百億円という
お金がつぎこまれているわけです。

医療費削減につながる研究とは?

　たとえば、脊髄損傷は1万〜1万5000人、脳梗塞などの脳疾
患は100〜150万人、関節症にいたっては2500万人もの患者さ
んがいます。こういった疾患に苦しむ患者さんを救おうとしな
ければ、増え続ける日本の国民医療費を削減することはできま
せん。

　そう考えると、「やっぱりこの人たちって学者なんだな」と思
います。つまり、研究者がやりたいことと臨床の現場で求めら
れていることに解離があると、ひしひしと感じるのです。

　研究者は「オールドセル(古い細胞)」と呼ばれる幹細胞には
ほとんど見向きもしませんが、私共と関係のあるクリニックで
は幹細胞治療で着実に成果を上げていて、患者さんに喜ばれて
います。

　幹細胞は40年も前から臨床応用が始まっているもので、まだ
再生医療等製品にはなっていませんが、必要としている患者さ
んにiPS細胞よりも早く確実にお届けできるものの一つです。

そのような治療を研究する研究者が少ないために、幹細胞の研究がなかなか進まないという現実があります。そのため、再生医療の現場に立っていると、iPS細胞が再生医療の技術の進歩を相当遅らせているのではないかとすら感じます。そしてそれが多くの患者さんの不利益にもなってしまっていることが、非常に残念でなりません。

国民の医療費が増え続けて国民皆保険制度が崩れかかっているいま、iPS細胞ばかりを研究していては国民のためになりません。もう少し医療費削減につながる研究にシフトすべきであり、もう少し患者の声を研究に反映させるべきなんです。

患者さんが本当に必要としていることは何か

「自分の力でラーメンを食べたい」

研究者は研究費を得るために、目に見える成果がほしい。だから、日本の研究者たちは成果が目に見えやすい研究に飛びつきたくなるものです。しかし、研究者たちは臨床現場を見ていないので、臨床現場ではどんなことが起こっているのか、患者さんたちが本当に望んでいることや必要としていることが何なのかはわかっていないのではないかと思ってしまいます。

たとえば、私共の関連先の患者さんで数年前に脊髄損傷を

負って下半身麻痺になり、車椅子生活を送っている女性がいます。彼女が幹細胞の治療を始めたころは、食事をするときにお腹に力が入らないので上半身を支えることができず、身体が前に倒れてしまうという悩みを抱えていました。また、尿意や便意を感じることができず失禁してしまう排泄障害もありました。そんな彼女の治療目標は、次のようなものでした。

「自分の力でラーメンが食べたい」
「尿意や便意を自分で感じることができるようになりたい」

研究者たちは、iPS細胞を使って脊髄損傷の患者さんが急に立ち上がれるようになったり、走ったりできるほどの劇的な効果を求めているフシがあります。

確かにそうなれば素晴らしいとは思いますが、患者さんたちが望んでいることはそんなことではありません。便意や尿意を感じられるようになりたい。漏らす前にトイレに行けるようになりたい。自分の手で食事をしたい。そういった、日常生活で日々直面する「できない」「不便」を改善したい。

それらは小さなことに思われるかもしれないけれど、その小さなことが劇的に患者さんのQOL（Quality Of Life：生活の質）を向上させるのです。

研究者には臨床現場をもっと見てほしい

そんな彼女がある有名なiPS細胞の研究者と対談をしたとき

のことです。彼女は私共が先ほど述べたようなことを研究者に話しました。

「自分のおなかと手の力を使って、ラーメンを食べられるようになりたいです」

「尿や便をもらさないですむように、尿意や便意を感じられるようになりたいです」

「それが私の希望であり目標です」

すると、その研究者は次のように言いました。

「とても参考になるお話でした」

このやりとりを聞いて、「研究者たちは本当に患者さんの姿が見えていないんだな。何に困っているのかを知らないんだな」とつくづく実感しました。第一線で活躍している研究者がこんなことを知らないようでは、再生医療の研究などうまくいくわけがありません。この対談を通して、再生医療の臨床応用が遅々として進まない理由がわかった気がしました。

彼女は幹細胞治療とリハビリを2年以上続けていますが、その間に自力でラーメンを食べられるようになりましたし、尿意や便意を感じられるようにもなってきています。つまり、幹細胞を使った治療を継続することで、彼女の目標が達成できているのです。

彼女は下半身の感覚が徐々に戻りつつあることもあり、「片足を動かせるようになりたい」「もっと動きを良くしたい」と次なる目標を掲げて、前向きに治療やリハビリを進めています。

その姿を目の当たりにしているのは、私共のような臨床現場にかかわっている人間だけです。実際、どれくらいの研究者が現場を見ようとしているでしょうか。

研究者たちは、臨床現場で何が起こっているのかを学んだり、エビデンスを確立したりしようともしません。なぜなら、幹細胞は新しい細胞ではないし、劇的な効果が見えるものではなく、国や企業から大きな研究費を引っ張ってこられるものではないからです。

気持ちはわからなくもないですが、やはりアカデミアの人々（研究者）の姿勢には違和感をおぼえます。アカデミアと臨床現場の間に立ちはだかる壁は、まだまだ厚いのが現状です。

患者さんはもう
待っていられない

なぜ、身近な医療に使える製品を臨床しないのか？

言い方が悪いのですが、多くの患者さんのためにならないような研究をだらだら続けている時間はもうありません。なぜなら、病状や年齢によっては、患者さんは効果的な治療方法や治療薬ができるのをもう待っていられないからです。

第2章のステミラック注のところでもお話ししたように、保険診療で使える脊髄損傷の新薬ができたとしても、急性期にし

か使えず、札幌医科大学でしか受けられず、しかも薬価が1500万円もする。そんな厳しい条件でしか適用できないような薬は、患者さんにとって必ずしも使いやすい薬とは言えません。

私共は研究者でも大学の先生でも医師でもありませんが、再生医療等製品になっている製品の内容を見て、「なんで身近な医療に使える製品を臨床しないんだろう?」という疑問を常々抱いています。iPS細胞のような特殊な研究も大事ですが、現時点でも安全性が担保できて、妥当性のある再生医療が提供できるのにと思うんですよね。

これまでいろんな患者さんを見てきましたが、年齢的にも症状的にも、もう時間のない人が多くいらっしゃいます。「高価なものでなくてよいから、安価にかつ迅速に提供できるような再生医療の研究に、患者さん目線で取り組んでほしい」と切に願っています。

私共が協力している関連会社がデザイナー細胞の研究をして5年以内の実用化を目指しているのは、そういう理由でもあります。iPS細胞よりも効果は落ちるかもしれないけれど、安価でもっと早く患者さんに提供できるものをつくりたい。そういう理念のもとで研究を進めています。

長年苦しんでいる慢性期の患者さんも助けたい

私共が関連会社とつくろうとしているのは、慢性期の患者さん向けの細胞です。もちろん、急性期の患者さんのほうが回復

効果は見込めるので、私共も急性期の患者さんには「早く来て」と言います。しかし、急性期の患者さんを救うことも大事ですが、もう5年も10年も病気の症状で苦しんでいる人たちだって救わなければなりません。その人たちの症状を少しでも軽くして、QOLを回復するためにも慢性期の患者さんに効果のある治療法や治療薬の研究をしないといけないのです。

　ただ、慢性期は発症から大分時間がたってしまっているぶん効果が出づらい上に、効果の出る人と出ない人の差がとても大きいという課題もあります。だから、もっと効果の出るような細胞をつくれるようにならないと、慢性期に保険適用で使えるような治療薬にするのは難しいので、必要な研究を着実に進める必要があります。

　治療薬を保険適用にするには、多くの患者さんに一定の効果が出て、医療費が大幅に削減できることが立証できなければなりません。たとえば、ステミラック注でいうと、適用対象となる患者がいま10人程度なので、かかる薬価を合計すると、1億5000万円になります。ただ、その10人が毎年1億5000万円使わずにすむようになるという話ではないので、それだけの費用をかけるぶん日本全体の医療費が削減できるのかというと疑問符がつきます。

　一方、たとえばこれが100万円になり、2000人の患者さんに適用するとどうでしょうか？　全部でかかる薬価は20億円ですが、2000人の患者さんのうち6割くらいに病気のステージが1

つ下がる効果が出て、その人達にかかる毎年の医療費が100万円ずつ削減できた、というエビデンスが確立できたら、薬価が取れる可能性もあるのではないでしょうか。

　私共の協力している関連会社も薬価申請できるような再生医療等製品をつくることを目指しているので、デザイナー細胞という賢い細胞を一生懸命研究しているところです。

　研究には時間がかかりますが、もう長い間待っていられない患者さんもたくさんいるのです。一日も早く安価かつ迅速に提供できる再生医療をお届けしたいという思いです。

研究者が研究費を稼ぐ時代になった

研究を続けていくために企業に歩み寄る

　iPS細胞のような最新研究に研究者たちの注目が集まるのは、近年基礎研究への国家予算がどんどん削られ、まして未曾有の事態であるコロナ禍での国税の圧迫から、研究所を存続させること自体が危うくなってきているという理由もあります。1〜2年といった短期間で研究室を設置するケースも珍しくなく、そこで働く若い研究者たちは期間工のようになってしまっているのが実情です。

　日本のiPS細胞の研究がまだ海外からの注目を集めているこ

ともあり、いまもなお多くの国家予算が割り当てられます。一方、ほかの再生医療の研究への国家予算は乏しく、研究を続けていくことは難しくなっています。

　だからこそ、最近は研究者が製薬企業と共同でおこなう「医師主導治験」といったものが増えています。治験は製薬企業などが単体で実施するものですが、医師主導治験は医師が計画して実施するものです。研究者は潤沢な予算のもとで研究をしたいので、国がダメなら企業に研究費を出してもらいたい。研究開発した薬を早く世に出さなければ、研究費が出ない。そういう理由から、研究者のほうが企業に歩み寄るようになってきたんですよね。

　実際に、研究者たちの企業に対する姿勢の変化を、私共も実感しています。私共はよく学会に参加したり大学に訪問したりして、「あたかも再生医療」についていろいろな先生にお話をしています。安全性や妥当性が検証されていない薬を静脈投与したり点滴投与したりする医療行為が横行していること、そんな医療行為をしているクリニックがSNSやYouTubeで有名タレントやインフルエンサーを使って、「夢の治療」と称してリスクも告げずに宣伝しまわっていること。再生医療をめぐってさまざまな問題が山積している現状を訴えています。

　最初は半信半疑で私共の話を聞いていた先生方でしたが、だんだん理解を示してくれる方が増えてきたように思います。

医療事故が起きれば、研究費捻出はますます困難に

　先日、ある有名なアカデミアの教授から一通のメールをいただきました。そこには、一般臨床における再生医療がほぼ野放し状態になっていることに驚いたが納得もしたこと、聞かせてもらった話はとても興味深く臨床家として重要な問題だと感じていること、アカデミア（研究者）の立場として協力できることがあれば何でも言ってほしい、と書かれていました。

　とても、ありがたかった。数年前であれば、研究者からはこのようなメールはいただけなかったと思います。

　もし、再生医療を使った医療行為で京都ベテスダクリニックの死亡事故のような事件や事故が再び起きれば、ますます国の予算はつきづらくなります。企業もそのような怪しい医療行為に加担していればコンプライアンスにかかわるので、再生医療の研究からは撤退してしまうでしょう。

　そうすると、せっかくここまで進んできた再生医療の研究が一気に後退してしまい、再生医療にかかわる研究者はますます研究費に困ることになります。

　そういうお話をアカデミアの方々にすると、みんな納得するのです。だからこそ、メールでご連絡をくださった教授のように、「医療事故が起きないように、こちらも協力しなければ」と思ってもらえる。そういった、私共と思いを同じくしてくれる研究者を今後も増やしていきたいと強く思っています。

研究費を稼ぐために、研究者もマーケターになれ！

日本全体の医療費削減に貢献できる研究をすべき

　国からの予算が削られ続けているいま、研究者自身でどうにか研究費を稼がなければなりません。そのためには、研究者自身がマーケターになる必要があるのではないでしょうか。すなわち、患者さんのニーズが多くある分野の研究に、時間もお金も費やすべきだと思うのです。

　日本の国民医療費はどんどん右肩上がりになっていて、国の皆保険制度がいつ崩壊してもおかしくない状況になっています。だから、研究費を稼ぐためにも、医療費削減に貢献できるような研究をすべきだろうと考えています。

　iPS細胞に予算を注ぎ込んでいるのは、日本のiPS細胞研究を国内外にPRすることが目的にみえてしまっています。だから、症状の重い疾患かつ治療効果が目に見えやすい疾患の研究に予算がつきやすい。

　ただ、もっと医療費を押し上げる要因になっている疾患もあることにも注目してほしいのです。

　ここ数年の医療保険費の総額は44兆円前後。その内訳の一部を疾患別に見てみると、次のようになります。

- 　人工透析：約1兆6000億円
- 　糖尿病：約1兆8000億円
- 　各種関節症：1兆5000億円
- 　脳梗塞などの脳疾患：約1兆2000億円

　このように、かかる医療費が1兆円を超えているような疾患の治療方法や治療薬の研究をすれば、国民医療費の削減にもつながりますし、これらの疾患で困っている大勢の患者さんも救えるのです。

儲からなければ研究費は出ない

　患者さんは、iPS細胞のようなものすごい治療法を求めているわけではないし、いままで紹介した患者さんのように、突然立ち上がって走れるようになるとも思っていません。

　もちろん、患者さんにとっては、病気やケガが完治していままでどおり歩いたり走ったりできるようになればベストでしょう。でも、病気やケガの症状による苦痛が少しでもやわらぐことや自分で尿意や便意に気づくこと、自分で食事ができることなどにより「QOLを高めることができれば」と願う患者さんも少なくありません。研究者には、そういった患者さんの希望を叶えられるような研究をしてもらいたいのです。

　ちなみに、私共と関連会社は毎年大学に数千万円寄付していて、寄附講座をつくってもらっています。そこでは、脳血管障

害に効果のある細胞を研究し、その研究結果をエビデンスにして、「うちではこういう細胞を使っていて、とても良い状態であるとの研究結果も出ています」と顧客に説明して回っています。こうしている間にも、いま以上により効果の高い細胞をつくれるようになるために研究を続けてもらっています。

　そうすれば、患者さんも喜び、研究者の皆さんも研究費を心配することなく研究活動を進めることができ、関連会社も売上が上がるのでさらに研究に投資できるようになる。まさに一石三鳥にもなりますよね。

医療費削減には自費診療の推進が必要

医療費を減らさなければ、皆保険制度は崩壊する

　日本の皆保険制度の崩壊を招かないためにも、今後も増え続ける国民医療費を削減するための手立てが必要です。日本には皆保険制度があるので、どうしても保険診療に頼ってしまいがちですが、たとえばアメリカのように、海外では健康保険がなく病院にかかるときはすべて自費で受けなければならない、という国も珍しくありません。

　全体的に国民医療費を押し下げるには、今後は日本でも自費診療の推進が要になるのではないでしょうか。いわば、医療の

民営化です。医療も国からの健康保険に頼らず、利益追求をしてクオリティの高い医療を提供しなければなりません。そういうクリニックがたくさん出てきたら、この業界も活性化するし、研究者が研究費を稼げるようにもなるでしょう。

　そのためにも、研究者の皆さんにはマーケターになってもらって、臨床現場に足を運び、患者さんの姿を見てほしいのです。目で見て、言葉を交わして、彼ら・彼女らが本当に何を求めているか、何に困っているのか、何に不便を感じているのかを知ってほしいのです。

研究者にもマーケター視点が必要だ

　同時に、美容外科や形成外科で顕著に見られる「あたかも再生医療」の実態も知ってほしいと思っています。「再生医療」と称して、どれだけ安全性も妥当性も担保できないような薬剤が使われているのか、いい加減な医療行為がおこなわれているか、実際に目で見てほしいのです。

　本当に困っている人が多い分野の治療方法や治療薬を研究開発できれば、多くの患者さんのQOL向上や症状の改善にもつながりますし、国民医療費の削減につながります。また、「あたかも再生医療」の実情を知るアカデミアの人数が増えれば、事態の改善を国に働きかけることもでき、いまよりも安全な再生医療を提供できる環境が整えられることも期待できます。

　研究費を確保するためにも、研究者もマーケターとなって医療費の削減や再生医療をめぐる環境改善に貢献してほしい。研

究者の皆さんには、それを提言したいですね。

　次は、再生医療ビジネスにこれから乗り出そうとしている企業経営者の皆さんに知っておいてほしいことをお話しします。

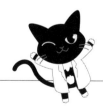

再生医療ビジネスを始める経営者への提言

再生医療をめぐる詐欺に
気をつけろ

詐欺まがいの話が後を絶たない

　再生医療等安全性確保法ができて、再生医療を使って治療するクリニックが徐々に増えてきた一方で、再生医療にまつわるいろいろな詐欺も横行するようになっています。

　この業界に身を置いていると、詐欺のような話を持ちかけられることが珍しくありません。ここでは、私共が見聞きした詐欺のお話をほんの一部ご紹介します（これらを詐欺というのかどうかの議論はいったん置いておいて……）。

インバウンド来る来る詐欺

　日本ではコロナ流行前からインバウンド需要を増やそうと、外国人観光客を呼び込んでいます。それを利用して、「海外から患者さんを連れてくるから」といって先に金銭を要求してくるケースが度々あります。

　4年ほど前のお話ですが、ある日本人のエステ会社の社長さんを通じて、韓国の大手美容クリニックから「（私共の携わっている）クリニックと組んで再生医療をやりたい」というお話がありました。そこで、その韓国にある美容クリニックの理事長と間に入っている日本人のエステ会社の社長さんの連名で、「韓

国から年間200人の患者を連れてくるから、一人あたり○万円で治療してほしい。履行できない場合は患者が払うはずだった費用を全額支払う」という契約書まで交わしました。しかし、実際にはいくら待っても患者さんを誰一人連れて来ることはありませんでした。いまだに知らん顔をされています。

出資してして詐欺

広告費などの出資を要求してくる詐欺も多く見られます。こちらは最近あった事例ですが、ベトナムの代理店さんからこんな話を持ちかけられました。「私たちはディベロッパーさんとつながっていて、芸能人も動いてくれるから、あなたのクリニックに対して9億円の売上を絶対にあげます。それには広告費が2億円かかるから、7000万円を出資してくれないか」というのです。

明らかに詐欺だったので断ったのですが、「出資しないなんて頭がおかしい」と恨み節を言われましたね（笑）。

このように、「インバウンド需要が見込めるから」といって契約を持ちかけられたり、広告費を出してくれと言われたりするケースをとても多く見かけます。

外国人が日本人をだますケースもありますが、逆に日本人が外国人をだますケースも最近では多いようです。

私共のところにも、中国人の方から「M＆Aを通して、日本で認可されている再生医療クリニックを1億円で買収したのに、

中には医療法人もなかった」という相談がありました。

　「日本人のこういう先生たちにだまされたけど、どうにかなりませんか」と相談されるケースは増えています。この背景には、日本がどんどん貧しくなっていて、かつ円安の傾向が進んでいるため、訪日外国人を呼び込みやすくなっているという事情もあると思いますね。

細胞加工できるできる詐欺

　こちらは先ほどのインバウンド関係とは少し異なる事例です。あるクリニックが委託している細胞加工物製造業者に細胞加工を発注しようとしたら「受けられない」と言われて困っている、という事例がありました。

　あるクリニックが、この細胞加工物製造業者（以下「X社」とします）に500〜600万円で2件ほど提供計画をつくってもらって再生医療の許可を取りました。提供計画では、2件とも細胞加工の委託先をこのX社に指定していました。ところが、クリニックが患者を受け入れてこのX社に細胞加工を委託したところ、「インバウンド需要で依頼が増えたので3カ月先まで予約がいっぱいで受けられない」と言われたそうです。

　フタを開けてみると、X社は製造能力を超えた数のクリニックと委託契約をしていたのです。さらに悪いことに、培養士がほかの企業に引き抜かれて、余計に細胞加工の受託が難しい状態になっていました。培養士を引き抜かれてしまったのはX社

にとっても想定外のできごとだったと思いますが、それを差し引いても、いざ必要なときに細胞加工が受けられないというのは、クリニックに対する詐欺とも言えます。

この事案は、まさに再生医療等安全確保法の死角ともいえる内容でした。

再生医療ビジネスに参入するなら、専門家が不可欠

だまされないようにするには？

インバウンド需要もあり、いまは再生医療ビジネスの需要が高まっていますが、詐欺まがいの話が後を絶ちません。医師が企業をだましたり、企業が医師をだましたりするなど、再生医療をめぐってさまざまな詐欺行為が表からは見えないところで横行しています。

そんな詐欺に遭わないようにするためにも、再生医療ビジネスに新規参入しようとするときには、外部の専門家を入れることが不可欠です。

再生医療について知識も経験もない場合はなおさら、一から教えてくれる再生医療に詳しいコンサルタントと組んで事業を進めたほうがよいと思います。

けれども、このコンサルタントというのも、よくよく選ばないともっと酷いケースになる場合も少なくありません。

事業を円滑に進めるために

　また、再生医療をビジネスとして成立させて、円滑に事業を進めるためにも専門家は必要です。

　外国のクリニックや企業はインバウンド業者を通して、こちらにアプローチしてきます。再生医療ビジネスのひとつとしてクリニックを立ち上げる場合でも、たとえばクリニック内に国際事業部をつくるなどして、企業と同じような組織体制にしたほうがよいでしょう。クリニックも一企業として外国のクリニックや先方のインバウンド業者などと対等に接して、取り決めたことについては契約書も交わすなど、書類上の手続きをきちんと踏むことをおすすめします。

　ちなみに、私共や関連会社が再生医療導入のお手伝いをするときは、事前準備から導入後のアフターフォローまで、トータルでサポートしています。まず、再生医療等安全性確保法や薬機法といった法律や細胞の取り扱い方、患者さんへの説明の仕方、同意書の取り方など、再生医療を用いた治療を提供するのに必要な知識を病院・クリニックの医師や看護師、スタッフにレクチャーします。また、実際に再生医療を使って治療している医師からお話を聞くのが一番学びになると考え、ベテランの医師が経営するクリニックに医師や看護師、スタッフを連れて行って、細胞培養や適用疾患について講習を受けてもらっています。患者さんの脂肪を採取しているところも見せていただき、

脂肪採取の実習もします。最後に、関連会社が作成した提供計画について医師やスタッフが理解しているか確認するために、医師やスタッフの方々に私共の前で説明してもらって終了となります。

　これでレクチャーは終わりですが、そういう一連の教育をしたこともきちんと記録を取って、再生医療等委員会のほうに提出しています。ただ、この一連の研修には1日半ほどしか時間が取れないため、実際に治療がスタートした後に困ったことがあれば、電話やメールでその都度相談に応じるようにしているのです。

　しかし、外部の専門家を入れた方が良いとはいえ、私共のような再生医療の専門家はそう簡単には見つかりません。信頼できる専門家をどうやって見つければよいのか、信頼できるかどうかをどう見分ければよいのか、一般の方にはよくわからないですよね。

　本当は、「再生医療オタク」の私共を頼ってもらえれば一番良いのですが（笑）、さまざまな事情でそれが叶わない場合もあるでしょう。そこで、次に私共の考える専門家の選び方のコツをお話しします。

外部の専門家を選ぶときの
6つのポイント

「こういう外部の専門家は信頼できるな」と思えるポイントを、私共なりに6つあげてみました。コンサルティングの依頼を検討するときには、ぜひ参考にしてください。

①細胞加工物製造業者であること

やはり毎日のように細胞を扱っている細胞加工物製造業者が、コンサルタントには向いていると思います。

細胞加工物製造業を立ち上げるのは、そのへんの株式会社を立ち上げるのとはわけが違います。細胞加工物製造業を始めるにはPMDA（独立行政法人医薬品医療機器総合機構）や厚生局の書類審査や立ち入り調査を受けて、厚生労働大臣の許可を受けなければなりません。そのため、患者様に投与する細胞の品質は基本的に合格基準に達しているという判断ができます。

②検体数を多く扱っていること

細胞加工物製造業者の中でも、検体数をたくさんこなしているところだともっとよいといえます。なぜなら、生きた細胞の培養は一筋縄ではいかないからです。

細胞は採取した患者さんのコンディションによって状態にばらつきがありますし、細胞の増え方も異なってきます。たとえ

ば、体調が悪い人や薬を服用している人は増え方が悪くて時間がかかりますし、ステロイド剤を飲んでいる人の細胞は培養できなくなることがあります。そういう性質がバラバラの細胞を適切に扱えるようになるには、培養技術よりやはり豊富な経験が必要なのです。そういう意味でやはり、検体数を多く扱う、細胞培養の経験が豊富な細胞加工物製造業者を選ぶとよいでしょう。

③再生医療関連の法律に詳しい

　また、当然ながら再生医療等安全性確保法や薬機法といった再生医療関連の法律に詳しい人をコンサルタントに選ぶべきでしょう。

　日本では再生医療を使った治療をするには、再生医療等安全性確保法で定められたルールに従って提供計画を再生医療等委員会に提出して審査をしてもらい、承認を得る必要があります。そういった法律上求められる手続きについてもきちんとわかっている人、法律の中でできることとできないことを正しく判断できる人がよいでしょう。

④サポート体制が充実している

　再生医療を使った治療ができるようになるまでには、治療内容を記した提供計画を作成して再生医療等委員会へ提出し、審査を受けるというプロセスを経なければなりません。第一種再生医療等技術の場合には、その後さらに厚生科学審議会再生医

療等評価部会の諮問にかけて、厚生労働大臣の許可を受ける必要があります。

その一連の手続きに何カ月もかかる上に、場合によっては提供計画の変更を命じられることもあります。そういったところをすべてサポートしてくれるところがよいですね。「手続きや書類をきちんとしたほうがいい」と忠告してくれるところは、信頼してよいと思います。

⑤アフターフォローまでしてくれる

一般的に、コンサルタントにサポートしてもらえるのは再生医療を使った治療の許可を取るところまでです。その後は独り立ちしなければなりません。

しかし、その後も患者さんの症状への適用可否を一緒に考えてくれたり、細胞加工物製造業者と連携を取ってくれたり、契約書をスピーディに交わしてくれるとしたら、それはよいコンサルタントだと思います。細胞の扱い方やカウンセリングの仕方、患者さんに万一のことが起きたときの対応方法までフォローしてくれるところだと安心です。

⑥コンサルティングを一度断る

変な話ですが、コンサルティングを依頼しても一度断ってくるところは信用できます。もしくは、「できるけど高いよ」と言ってくるところです。

ほかの業界でもそうかもしれませんが、コンサルティングを

頼まれればたいていの場合は断らないでしょう。断るどころか前のめりで話を進めようとするところは警戒したほうがいいと思います。

　コンサルティング料も相場よりも高いところがおすすめです。料金を高く設定しているところは、再生医療の法律に詳しい人材をそろえている、サポート体制やアフターフォロー体制が充実しているなど、何かしら理由があるはずです。高いと思う場合は、その理由について説明を求めるとよいでしょう。

新規参入するときは、「命のやりとり」をしない

新規参入するなら、命にかかわらない領域で

　以前、ある大手企業の方から「再生医療をがんの治療に応用した治療を新たに始めたいから、できる医師を紹介してほしい。導入のサポートもしていただけないか」とご相談がありました。それに対して、「ほかの予防医学の分野で、再生医療をおこなってはいかがですか」とお返事しました。なぜそのような返事をしたのかというと、「新規参入時には、命のやりとりはしてはいけない」という思想信条を掲げているからです。

　再生医療に新規参入したくても、命に関わるような分野には絶対に関わるべきべきではありません。

私共はどの企業・クリニック・病院の医師やスタッフにも必ず、「私共がここで再生医療に関わっているうちは、命に関わる治療行為は絶対に扱いません」という話をします。これは私共の中で絶対に曲げられない思想信条です。

　命に関わらないような疾患の医療や予防医療であれば特に問題はないのですが、がんに限って新規参入するのは悪手だと思います。というのは、がんの研究をしたこともない、臨床もまともにできない、臨床現場も知らない新規参入の企業が、人の生死にかかわるがん治療の領域に入るのはあまりにもリスクが高いからです。

　がん治療は、世界中の名だたる研究者が研究しています。日本でいうとがん研有明病院や国立がん研究センターのようなところがやるべき仕事であり、一企業がやる仕事ではありません。

治療法を医師にすすめる企業の責任

　再生医療にすがる患者さんというのは、ステージ4の末期で、「もう治療手段がない」と主治医にも見放されている患者さんです。そういう人々が藁をもつかむ思いで探し当てる治療法のひとつが再生医療です。それくらい、がん患者さんにとって再生医療は必要性や緊急性が高いものであるとの認識を持つべきでしょう。

　「がん患者を最先端の再生医療で助ける」という大義があったとしても、いいかげんな施術をすると問題が起きかねません。ひとつ間違えると生死にかかわります。

そのため、普通のクリニックで「再生医療や先端医療でがんの治療ができる」などと謳いながら集客しようとするのはいかがなものかと思います。「高度先端医療」を謳いながら、未知の再生医療を生死がかかっているがん患者に提供したり施術したりしてはいけません。

　実際に、先端医療を謳うクリニックでがんの治療を受けていた有名人が亡くなり、その数カ月後に主治医が逮捕されるという事案も起きています。

　再生医療業界でも、「これが効きますよ」といろんな人がいろんなものを出してきますが、実際には効かないものばかり……ということが珍しくありません。新規参入した企業がそういったものを医師にすすめると、そのまま患者さんに施術してしまうことも考えられます。それで効果がなかった場合、患者さんに対して多大な損失を負わせてしまうことになります。

　患者さんへの治療に対する責任は現場の医師にありますが、それを医師にすすめる企業側にも責任がある。だから、再生医療ビジネスに乗り出そうとする企業には、「命のやりとりはやめてください」と心から言いたいですね。

補助金に頼らず、
医療提供による実利を取れ！

細胞加工製造許可を持つ企業は大半が赤字

　細胞加工製造許可の出ている施設を持つ企業は、全国に60ほどあります。再生医療等安全性確保法ができる以前は200ほどあったのですが、この法律ができる直前に厚生労働省から「再生医療を半年間ほどストップするように」という通達がきました。そのとき、法律に対応する準備ができなかったところがやめていったので1桁台まで減り、そこから徐々に増えていまの数になっています。

　そのうち半分以上は大学にありますが、黒字経営のできているところは4、5カ所だと思います。大半が赤字経営なのは、需要と供給がアンバランスなためです。需要が足りていないから、黒字化できていないところが多いのです。

　ある有名大手製薬企業も細胞加工事業をしていますが、おそらくこの事業だけだと赤字なので、ほかの事業でがんばって補填しているのだと思いますね。

補助金頼みでは医療の発展につながらない

　バイオベンチャーはもちろんのこと、バイオ関連の上場企業でさえも大半が実は赤字です。赤字を垂れ流しながらも上場を

維持できているのは、何百億円もの補助金や資金を得ているから。バイオベンチャーをはじめ、再生医療に乗り出す企業はずっと赤字でも何度も増資を募りながら、IPO（株式上場）で売り抜け、その繰り返しというスキームばかりです。

　IPOを目標にして大きなお金をつかむのも一種の資本主義のかたちではありますが、ビジネスで得たお金ではなく補助金や増資頼みでは医療の発展にはつながりません。それらはいわば、「架空のお金」です。やはり営利企業たるもの、きちんとビジネススキームを組んで、患者さんに役立つ医療を提供する。医療を提供したことで実利を得て、それをまた研究費に回し、よりよい治療法や治療薬を研究開発して、それをビジネスにして患者さんに提供する、というサイクルを回していくべきだと思います。

　再生医療ビジネスに乗り出す企業には、架空のお金を取りに行こうとせず、患者さんに役立つ医療を提供することで実利を得ることを基本姿勢としていただきたいと思います。

再生医療ビジネスはいまがチャンス！

医師を守れることが絶対条件

　どの企業も最初のうちは集客もままならないし、儲かりませ

ん。だからといって、補填するために再生医療等安全性確保法のルールを無視する行為をしてはならないし、ましてや幹細胞培養上清液治療やエクソソーム治療などの「あたかも再生医療」に手を出してしまうのはNGです。

「あたかも再生医療」に手を出して、もし重篤な副作用や死亡事故といった医療事故を起こしてしまうと、現場の医師の責任になります。そういう医療を医師にすすめる企業にも責任はありますが、責任は取りきれません。

だから、再生医療ビジネスに乗り出す企業は医師を守る行動が一番正しいですし、それが企業のやるべき一番の仕事です。

医師は基本的に医学の勉強しかしてきていないので、経営面の知識がゼロの方も少なくありません。自分でビジネスをするのが不得手だからこそ、企業を頼るのです。

起業家や経営者がクリニックを新規開設したり、既存のクリニックを傘下に入れたりする場合もそうですが、企業が再生医療に参入するなら「倫理や法律から逸脱した医療行為」から医師を守れることが絶対条件です。逆に言えば、倫理観が足りない医師をだまして悪いことをさせようと思えばいくらでもさせられます。そのため、企業が盾になって医師を守らなければなりません。

医師を守ることで医師から信頼を得られますし、「もっとこの会社に利益をもたらさなければ」という恩返しの情念もわい

てくるでしょう。そうすると、医師の患者さんへの接し方や対応の仕方も変わるでしょう。そうなると、企業・医師・患者さんの3者にとって「三方よし」が実現します。

再生医療ビジネスは、まじめにやるしかない

まだまだいろんな問題はありながらも再生医療等安全性確保法は事前規制として機能してきていて、ある程度は安全性の担保された再生医療を提供できる環境が整いつつあります。

国も厚生労働省がインバウンド施策のひとつとして、地域の医療・観光資源を活用した訪日外国人を積極的に受け入れようとしています。そこのインバウンド需要に乗れば、メディカルツーリズムの訪日客も呼び込むことができるでしょう。だから、「最初のうちは辛抱が必要かもしれないけれど、再生医療はまじめにやっていれば儲かるよ」と言いたいですね。

再生医療ビジネスに企業の皆さんが乗り出そうとするときに、どうしても外せないのが再生医療等安全性確保法や薬機法といった法律の遵守です。しかし、この法律もまだ曖昧な部分が多く、課題がいろいろあると感じています。

次章では、「法律家や政治家への提言」と題して再生医療をめぐる法律とその周辺の問題点について考えてみたいと思います。

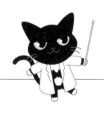

法律家・政治家への提言

再生医療等安全性確保法で改善すべき2つのこと

再生医療等安全性確保法は、まだ不完全

　再生医療等安全性確保法ができて以来、医療機関に再生医療の提供計画を提出させ、再生医療等委員会の審査を必須とすることで、再生医療に一定の事前規制をかけられるようになりました。ただし、文言が曖昧で解釈の余地を残しているところもあれば、視点がごっそり抜け落ちているところもあります。そういう意味で、まだまだ不完全な法律ではあります。

　2020年から厚生労働省の再生医療等安全性確保法の見直しに係るワーキンググループが検討会議を数回開いていますが、必要な改正には至っていません。

　私共は、大きく分けて次の2点を改善すべきだと考えて活動しています。

医師が責任逃れできない規定を設けよ

　いろいろ改良すべきところはありますが、まずは「再生医療を医療にしよう」と言いたい。すなわち、「医療従事者は法律で医療と認められた行為だけをするべきだ」ということです。

　整形外科医や形成外科医が顕著ですが、再生医療に参入してくる医師のモラルが激しく低下していることに、私共は危機感

を募らせています。彼ら・彼女らは幹細胞培養上清液やエクソソームといった、安全性も妥当性も成分も確認されていないものを、あたかも素晴らしいものであるかのように見せかけて宣伝しています。しかも、そういうものを薬機法違反の疑いすらあるかたちで患者さんに投与しているのです。

　そういう医師たちは、自分が万能であるかのように思っているところがあり、自分たちの行為が法律に違反するかどうかすら考えていません。

　厚生労働省からNGが出るとホームページからすぐ削除して、次の日には別のサービスを売り出していたりします。本当に逃げ足だけは早いなと感心します。彼ら・彼女らは患者の利益よりも自分たちの利益を最優先に考えているんですね。

　医師には「医師の三原則」というものがありますが、彼ら・彼女らはそれを忘れてしまっているかのようです。医師の三原則とは、次の3つです。

患者の自立性（autonomy）
　患者さんが治療について十分な情報を得られて選択できる状況で、自分で自分のことを決められること

善行（beneficence）
　患者のために最善を尽くすこと

公正（fairness）
　患者を平等かつ公平に扱うこと

　モラルの低下した医師はこれを忘れてしまっているので、水面下ではさまざまな有害事象が起こっています。逆に、再生医療を提供する医師がこの三原則を守っていれば、医療事故なんて起こらないはずなんですよね。
　倫理観のない医師が違法行為をした場合や、医療行為によって重大事案が起こったときに、責任逃れできないような規定を再生医療等安全性確保法に盛り込むべきです。

　ちなみに、医師会も厚生労働省も、法律で決められたルールを逸脱した医療行為を平気でするようなモラルの低い医師が存在することを想定していません。医師免許の国家試験のときには、倫理テストも取り入れるべきだと思いますね。

「イエス」「ノー」をはっきりさせるべき

　また、再生医療等安全性確保法に記載されている文言の曖昧性をなくして、「イエス」「ノー」をはっきりさせるべきだとも考えています。そもそも、再生医療等安全性確保法も薬機法も文言が曖昧すぎて何を言っているかわからないんですよね。「これ、どう解釈するの？」「どんな意味にも取れるよね？」と言いたくなる文言が多いのです。

厚生労働省にも、「違法行為をしている医師から『こう解釈したから違法じゃないでしょ？』と言われたら、どう答えるんですか？」と聞くのですが、「いや、この条文の解釈はこうです」と返ってくるだけ。そうしたら、NGといわれない限り、1回は違法行為をしても問題ないことになってしまいますよね？　その1回が明るみに出るまでに時間がかかってしまうと、重大な医療事故が起こりかねません。事故が起こっても医師から「その法律はそんな読み方はしていなかったからね」といわれて終わりです。

　京都ベテスダクリニックの死亡事故がよい例だと思いますが、いくら役所に働きかけても結局、人が亡くならないと役所は絶対に動かないんですね。厚生労働省は常にマンパワー不足なので、動こうにも動けないという事情もあるのですが……。

　日本のどの法律にも言えますが、どの条文もどこか日本語特有の曖昧さが垣間見えて、幅広い解釈の余地を残してしまっています。文言の意味が曖昧なままだと、解釈がいくらでもできてしまい、場合によっては争いにもなるため、解釈の余地をなくすためにも条文の意味を明確にしてほしいですね。そして、イエス・ノーもはっきり示してほしいと思います。

医療広告ガイドラインも表現を明確にしてほしい

　病院やクリニックのウェブサイトや広告にウソや誇大表現が含まれていると、それを信じた患者さんの身体や生命に危険が及びかねないため、一定の規制が設けられています。それを規制するためのルールが、医療広告ガイドラインです。

　でも、このルールも非常にわかりづらいんですよね。どんな表現が良くて、どんな表現がダメなのか、まるでわからないのです。そのあたりを明確にしてほしいとずっと思っています。

　医療広告ガイドラインのルールを四角四面に守ろうとすると、なんと駅の看板広告に出ているようなことしか書けません！

・病院・クリニック名
・診療科名
・所在地
・アクセス（「〇〇駅から徒歩〇分」など）
・電話番号
・診療日・診療時間・休診日

　これくらいしか載せられないのです！

　医療広告ガイドラインには、ほかにも広告できない例として「絶対安全な手術です！」「どんなに難しい症例でも必ず成功します」といったNG例はいくつか載っています。しかし、「それ

じゃあここに載っていないものは、すべて表現してOKなのか？」というと、必ずしもそうではないんですね。そこが曖昧すぎてわからない。

同じような表現をして注意されないことも

また、治療内容やビフォーアフター、未承認薬を使う治療をクリニックのウェブサイト等に明記するためには、バーターで標準的な治療期間や起こりうるリスクや副作用、かかる費用、問い合わせ先も明記する必要があります。しかし、この条件を満たしたとしても、どこまでの表現が許されるのかよくわからないんですね。

だから、みんななんとか医療広告ガイドラインをかいくぐろうと、違反ギリギリの表現をしようとします。しかし、厚生労働省に見つかって注意を受けたら、削除あるいは修正をしなければなりません。ただ、厚生労働省の職員は広告規制の専門家ではないので、完全に表現の善し悪しを判断できるわけではありません。パトロール役をしている代理店から「このサイトは広告規制違反では？」という報告が上がってきたり、競合他社から通報された表現をピックアップして、広告主に修正するように働きかけたりするくらいしかできないのです。

そのため、あるクリニックの広告が厚生労働省から修正するように指導を受けても、同じようなことを広告しているほかのクリニックはそのまま放置されていたりする。そういうことも

よくあります。

　私共の携わっているクリニックでも、とある代理店からホームページ上の表現のことで厚生労働省に通報があったようで、連絡がきました。しかし、指摘された表現はほかのクリニックのウェブサイトにも普通に書いてある表現です。だから、厚生労働省から連絡を受けた際に「この表現をしているクリニックは何千件あるか知っていますか？」と逆に聞いたほど。それくらい、厚生労働省のほうでもどんな表現がよくてどんな表現が悪いのかが判断できないのです。なんたって調査自体、業務委託なんですから……。

再生医療の広告規制を厳しくせよ

「あたかも再生医療」の広告をやめさせろ

　再生医療に関しては、再生医療等安全性確保法という独立独歩の法律ができたので、広告表現の縛りはしやすくなりました。再生医療等安全性確保法でやってはいけないことがはっきりしていれば、そこでNGとされていることは医療広告ガイドラインにも抵触するはずだからです。
　たとえば、再生医療等製品や幹細胞は未承認薬にあたります。それがなぜ広告やホームページで「治療」と謳えるかというと、

再生医療等安全性確保法のルールに則った手続きをして受理されているからなんですね。

　幹細胞培養上清液やエクソソームも、再生医療等製品と同じく未承認薬にあたります。にもかかわらず、これらを使った治療をしているクリニックは再生医療等安全性確保法のルールに則った手続きをしていません。

　幹細胞培養上清液やエクソソームを使った治療をしているクリニックは法律上必要な手続きもしておらず治療の許可も得ていないため、広告やホームページでも「再生医療」とは謳えないはず。にもかかわらず、幹細胞培養上清液治療やエクソソーム治療を「再生医療」と謳い、「何でも効きます」といった表現をみんな使っています。それが不思議でならないのですが、それも医療広告ガイドラインが曖昧すぎることが災いしているのでしょう。

　そこで、再生医療等安全性確保法もしくは薬機法の中に、幹細胞培養上清液やエクソソームを規制するためのルールを入れるよう、私共は厚生労働省に働きかけています。法律に縛りを入れれば、みんな一斉にやめるからです。

自分たちのうまみを守りたいだけの有名人

　一方で、「自分たちのうまみがなくなるから」と、法律で規制できないように水面下で動いている著名人も少なからずいます。そういう人たちは、再生医療がいまのトレンドだから寄ってき

ているだけ。

SNSやYouTubeの広告を見て、そういう人たちの言っていることを信じた患者さんに万一のことがあっても、誰も責任は取れないし、取らないでしょう。

このあたりのことは、また第6章でもお話しします。

ガイドラインを早急につくるべき

ガイドラインのつくり手がいない問題

再生医療等安全性確保法や薬機法、医療広告ガイドラインのような法律や規則を運用するためには、別途ガイドラインも必要です。しかし、いまのところそのようなガイドラインを誰もつくれずいまに至っていることも問題です。

また、ガイドラインをつくるのであれば、自費診療のクリニックに適用できるガイドラインをつくらなければ意味がありません。自費診療のクリニックで診療している医師は倫理観がまるでない医師も多いので、「再生医療を使った治療をするなら、まじめに再生医療等安全性確保法のルールに則って診療をしないとダメなんだな」と思わせるようなものであるべきです。

そういったガイドラインを早急につくる必要があるのですが、つくり手がいない。これも大きな問題です。つくり手になり得るのは、次の人たちです。

- 厚生労働省の専門官
- 官僚
- 医師などの専門家
- 国会議員

　いまは国会議員が議員立法で作成しようとしていますが、実はそのほかの選択肢にある官僚や専門家がガイドラインをつくることは難しいんです。それには次のような理由があります。

官僚がガイドラインをつくれない理由

　官僚がガイドラインをつくれない理由は、専門知識を学んだところで、3年ほど経てば異動になったり辞めてしまったりするからです。

　厚生労働省には、出入りさせていただいていることもあり、再生医療の現状を説明しに行くこともありますが、常時マンパワーが足りていません。厚生労働省の厚生局の中には医事課があり、さらにその中に再生医療推進室というところがあるのですが、メンバーは数人しかいません。ましてや地方厚生局に行くと、1、2人しかいない。

　このメンバーの数人は厚生労働省の職員、もしくは歯科医などの医療関係の有資格者ですが、再生医療について知っている人間となると、もっと少なくなります。

そのため、私共が彼ら・彼女らにせっせと再生医療の現状を報告しても、再生医療に詳しくなるころには異動してしまうんです。もしくは、各医療機関からの問い合わせやクレーム対応に追われ、一人ひとりが抱えている案件も多く、あまりにハードな環境ゆえに辞めてしまうんですね。だから、常に人が足りない。

私共も厚生局にいる職員の働きぶりを見ていて「この人数でよくやっているな」と思いますが、同時にそのハードさゆえに人が育たないことに問題意識をずっと持ち続けています。

医師がガイドラインをつくれない理由

ガイドラインには専門知識が必要なので、専門家が作成すればよいのかと思いきや、そういうわけにもいかないようです。

以前、ある大学が厚生労働省からの委託を受けて、再生医療等安全性確保法が施行された後の5年間の実績や問題点を調査しました。その報告書を読むと、「法違反が疑われる等の理由により法に基づく立入検査や報告命令、緊急命令をおこなった事案が多数発生するなど、再生医療等の安全性等に懸念が生じる事案が発生している」といった踏み込んだ内容が書かれていました。

一方で、エクソソームについても言及されていますが、「欧米ではどの国もエクソソーム治療に関する法規制やガイドライン等を定めていないから」として、「エクソソーム等への対応につ

いては引き続き検討が必要」「現時点では再生医療等安全性確保法の対象とはせず、今後の医療技術の進展を踏まえ、必要に応じ検討すべきである」と、「検討」だけで終わっているのです。つまり、問題点は把握できているにも関わらず、それを法整備で改善しようとしていないのです。これを読んで、「医療事故が起きないと、やはり変わらないのか」と感じました。

　これらの理由から、ガイドラインがつくれそうにありません。挙句、その中身の議論をするのは厚生労働省の厚生科学審議会再生医療等評価部会というところですが、ここでも検討、検討ばかりです。
　第三者委員会の再生医療等委員会ももちろん関与していますが、自分たちの代でどうにかしようという気はないのか、議論が進まないまま止まっている状態です。

評価部会の委員に医師を入れるべき

　第1章でも見たように、厚生科学審議会再生医療等評価部会は大学教授や倫理・法律などの専門家で構成されていますが、この人たちが臨床の現場を知らないという問題があります。
　つまり、医師のモラルの低下がいかに激しいか、モラルの低い医師が「あたかも再生医療」で患者さんたちにどれだけ危な

い治療をしているのかをまったく知らないのです。また、そういう医師が有名人やインフルエンサーを起用してSNSやYouTubeにいいかげんな宣伝広告を垂れ流していることにも、そこにユーザーが引っかかってしまい、どれだけ不利益を被っているかということにも、委員の先生方は目を向けていません（知るすべもないのでしょうが）。これでは、いつまで経っても再生医療等安全性確保法が変わらないし、いろいろなガイドラインもできません。

特定認定再生医療等委員会の質も向上させる必要がある

　また、再生医療等委員会の質に関しても問題があります。

　問題は大きく分けて2つ。まず、提供計画を審査するときに、クリニックの医師が提供計画どおりに治療を進められる能力やキャパシティがあるかどうかまで考慮できる委員会がほとんどないこと。もうひとつは、提供計画の審査基準にばらつきがあることです。細胞の品質ひとつにしても、生存率の基準を90％以上とするところもあれば80％以上でOKとするところもある。つまり、提供計画の内容がこの委員会ではOKだけれど、あの委員会ではNGということが往々にして起こりうるんですね。

　現在の再生医療等委員会はそういった2つの質の問題をはらんでいます。これは、委員会同士の横の連携がなく情報共有されないこと、提供計画を適性に審査するためのガイドラインもないことが災いしていると思いますね。提供計画の審査に関する問題については、2023年4月19日の朝日新聞の記事でも「国

内で、リスクが『中レベル』に分類される再生医療のうち、約4分の1は、その治療法が安全だという根拠に乏しい」と指摘する報道がなされています。

2つの問題を解決するためにも、やはり特定認定再生医療等委員会には審査ガイドラインの必要があると考えます。

「あたかも再生医療」は、品質を検証せよ

「あたかも再生医療」も、効果はあるかもしれない

自費診療のクリニックで提供されている、再生医療とは呼べない「あたかも再生医療」の中で代表的な施術が、幹細胞培養上清液治療とエクソソーム治療です。

何度もお話ししていますが、現在「再生医療」と称して提供されている幹細胞培養上清液やエクソソームは、「どこの施設が」「どういう製造方法で」「どういう疾患の治療に対して」製造したのか、というトレースがまったくできないものです。

それなのに、広告規制を知らない医師がリスクも説明せず「夢の治療」と称してSNSやYouTubeで違法な集客を繰り返している、というのが現状です。

幹細胞培養上清液もエクソソームも、成分は決して悪いものではないし、一定の効果もあるのだろうとは思います。ただ、こ

れらのものが体内に入れて安全なものか、クリニックのホームページにうたわれているような効果が本当にあるのか、科学的検証が必要です。

何をもって「安全」とするか？

再生医療等安全性確保法の趣旨は「安全性が確保できればやってよい」というものに近い印象があるのですが「何をもって安全性を確保できたとするか」が問題です。

「安全性＝副作用のないこと」と考える方もいらっしゃるでしょうが、副作用のない医療はないし、本当に安全なものは何の効き目もありません。たとえば、生理食塩水を注射しても何の効果もありませんが、その代わり副作用もまったくありません。一方、モルヒネを静脈注射すると効果を発揮するものの、きつい副作用もあります。

幹細胞の投与は再生医療等安全性確保法で認められているものなので、安全性確認のための動物実験は省略されることが多い。一方、幹細胞培養上清液やエクソソームはいまのところ再生医療等安全性確保法で認められた治療法ではないので科学的な検証が必要ですが、遅々として進みません。その理由は、そんな検証をするよりも、先にそれらの治療をして手っ取り早くお金にしたいと考える医師が多いからです。数カ月もの月日をかけて、法律に則って提供計画を作成したり手続きをしたりするよりも、そういった手順を踏まずにできる幹細胞培養上清液

やエクソソームのほうが魅力的に映るんでしょうね。

　患者の利益を優先すべきなのにもかかわらず、自分の目先の利益を優先させてしまう。だから、わざわざ法律でそれらを規制するメリットを感じづらいのだと思います。

安全でないものは禁止にする

　そう考えると、この再生医療業界では、その場その場の損得勘定で動くことをよしとする傾向がまだまだ根強いと感じます。患者さんの身体にどんなことが起こるかわからないのに、安全性も妥当性も確認されていない治療法を平気で使う。

　現に、科学的根拠もなく法律の規制もない「あたかも再生医療」に手を出したことで、過去にもさまざまな重大事案が起こっています。そういう医療事故が起きれば、医師免許を剥奪される事態にもなりかねない。

　今後の業界のことを考えると、アカデミアで幹細胞培養上清液やエクソソームの安全性を科学的に検証し、正しい知識を現場の臨床医におろしていく工程が必要です。一方、安全性や妥当性が確認できないものは、明確に使用を禁止するような条項を入れるべきだと思います。そのあたりの改正も望まれます。

医学的根拠だけでは足りない

　正しい知識を再生医療等安全性確保法などの法律に組み込まない限り、いくら実際に効果が出るとしても患者に施術しては

いけません。

　法律から逸脱した治療が横行し、それで死亡事故などの重大な有害事象が起きれば、すべて「再生医療」という枠組みで語られるでしょう。そして、よりいっそう再生医療に対する「胡散臭い」というイメージが消えなくなります。

　そうなると1歩進んで10歩下がるような状態になり、再生医療業界にとっては大きな痛手となるでしょう。せっかく効果の出ている幹細胞治療のような治療もできなくなる。それはなんとか阻止しなければなりません。

医療費削減のため、予防医療を進めよ

国民皆保険制度は破綻に向かっている

　日本は国民皆保険制度があるので、製薬企業は治療薬を開発したら保険診療で使えるようにするために治験を重ねて薬価を取ろうとします。その薬価を取るために先行投資をして、薬価が取れて保険適用になったら株価が上昇して儲けられる、という仕組みになっています。

　ある意味、この皆保険制度があったから国民がへたに自費診療に手を出すことなく、日本の安全な医療が守られていた、ともいえます。

しかし、第3章でも少しお話ししましたが、日本の国民医療費は年々増加を続けて、そろそろもたないところまできています。日本には皆保険制度があるので、「病気やケガをしたときには健康保険を使えば良い」と考えてしまいがちですが、そういう考え方が余計に自体を悪化させます。

　しかし、国民皆保険制度が破綻しつつある日本では、国民が国民医療費削減につとめなければなりません。

　国民医療費を削減するためには、「病気になったら治療する」のではなく、「そもそも病気にならないようにする」という予防医療の考え方にシフトしていくべきでしょう。そのための手段として、再生医療をどんどん推進していかなければならないと考えています。まさに、医療技術を発展させるために保険診療が削減されるリスクを取って自費診療へシフトするか、国民皆保険制度崩壊のリスクを抱えて安全大国のままでいるかの選択が迫られているわけです。

再生医療は予防医療にフィットする

　予防医療にシフトしていくための手段としては、再生医療がフィットすると私共は考えます。「予防医療に再生医療を使う」とは、どういうことでしょうか?

　たとえば、予防医療のひとつの手段として、幹細胞をバンキ

ングできるようにすれば良いのではないかと考えています。

　健康なうちに脂肪を採取して幹細胞のタネをつくっておき、液体窒素の中で保管します。そして、必要になったときに3週間以内に投与できる体制を整えておくのです。

　幹細胞の使い道は、脳梗塞や脊髄損傷、進行した糖尿病などの重症度の高い疾患です。病気やケガは、症状によって急性期・回復期・慢性期に分かれますが、どんな治療でもできるだけ急性期のときに治療をするのが一番高い効果が得られます。受傷後2カ月後に打つのと1週間後に打つのとでは、予後がまったく異なるんですよね。もちろん患者さんのQOLも変わってくるでしょう。

幹細胞をバンキングするという発想

　もし、前もって幹細胞がバンキングしてあれば、たとえば脊髄損傷になったときに受傷後すぐに幹細胞を培養して投与することができます。1週間以内に投与できれば、その後の回復度合いがまるで変わってくるでしょう。

　だから、私共が関わっているクリニックでも、慢性期の患者さんをメインの治療対象にしながらも、急性期の患者さんがいれば「早く来て」とお願いしています。特に、脳梗塞やくも膜下出血などの脳血管障害は、一度患ってしまうと50％以上の確率で5年以内に再発するそうです。

　幹細胞をバンキングしておけば、そのときの備えにもなるし、

病後のQOL低下を防ぐことにもつながります。人間の身体には自然治癒力もあるので、幹細胞が効いているのか自然治癒力で回復したのかの判定は難しいので、なかなか医療としては成り立たないのが難点ですが、やる意味はあると確信しています。

　幹細胞のバンキングには、初期費用として50万円ほど、保管費用に年間3万円程度の費用がかかります。ちょっと大きな金額かもしれませんが、脳梗塞になっても2、3週後には幹細胞を打つことができ、症状の早期改善が見込めるのであれば、利用したい人はいるはずです。私共も、もし自分の身内に脳血管疾患の既往歴のある親族がいて、自分が40代、50代になったときに脳梗塞などで倒れるかもしれないと考えると、喜んで利用すると思います。

　現在、脳梗塞の患者さんが1年間に使う医療費は1兆8000億円ほどです。もし、幹細胞のバンキングを利用する人が増えて1000〜2000億円ほど削減できるとすれば、国民医療費の削減としてもインパクトがあります。そうなったら最高ではないでしょうか。

リハビリ＋幹細胞治療が最強の組み合わせ

　脳梗塞や脊髄損傷などで後遺症が残った方は、幹細胞治療とリハビリを並行して実施することが最も改善効果の高い方法になります。そういう疾患になると、保険診療の範囲内でも当然

リハビリをします。でも、リハビリは診療報酬の点数が低いので、患者さんの身体能力や症状にかかわらず、一定のカリキュラムを回されるだけ。そのため、あまり改善効果が見込めないんですね。

受傷後3カ月から半年も経つと、リハビリにも健康保険が使えなくなる。そうなると、費用負担が重くなるからとリハビリをやめてしまう。リハビリをしないからQOLはどんどん下がる。また別の病気になってまた医療費がかかる……と負のスパイラルに陥るのです。

私共の携わっているクリニックでは、患者さん1人につき1人以上のスタッフが傍についてリハビリします。バイタルチェックをしながらおこなう必要がある場合は、看護師も傍につきます。そのため、1時間あたり1、2万円の費用はかかりますが、リハビリの大切さを説明して理解してもらえば、毎日でも通ってくれます。

患者さんは富裕層の方が多いのですが、「お金がいくらあっても健康じゃなければ意味がない」という考えの持ち主だから毎日リハビリに励みます。するとQOLも向上し、ほかの病気の予防にもなるんですね。このような患者さんたちの姿を見ると、この人たちが国民医療費の削減に貢献してくれているのかもしれないと思います。

同時に、「やはり国民医療費の削減には、自費診療での予防医療を進めるべきだ」という思いをより一層強くします。

では、予防医療を含め、再生医療を使った治療を受けたいときには、どのように病院・クリニックを選べばよいのでしょうか。クリニックの見極め方や再生医療のメリット・デメリット、SNSやYouTube広告との付き合い方などを次章で解説します。

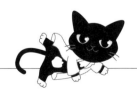

患者さん・メディアへの提言

Blind Spot in
Regenerative Medicine

Chapter | **6**

患者として知っておくべきこと は何か？

いま、治療に使えるのは「幹細胞」か「PRP」

　いま、読者の皆さんの比較的身近なところにあって、治療を検討できる再生医療の候補は2つあります。1つは、脂肪由来幹細胞を使う「幹細胞治療」というものです。もう1つは、血漿を使う「PRP」と呼ばれるものです。

　これらの治療は、さまざまな疾患の治療に使われています。たとえば、脳血管障害、脊髄損傷、変形性膝関節症、糖尿病、肝障害、スポーツ外傷、慢性疼痛、美容治療、毛髪再生（AGA）などです。これらの症状に再生医療がどのような効果をもたらすのか、見ていきましょう。

脳血管障害

　損傷した脳神経や脳細胞を再生および修復することにより、麻痺やろれつ困難などの後遺症の回復、痛みやしびれの緩和が期待できます。

　身体機能の回復が期待できるため、再生医療と並行してリハビリに取り組むことで、リハビリ効果をより高めることができます。また、傷ついた血管を予防的に修復するため、脳血管障害を起こしやすい体質の改善にもつながり、再発防止の効果も見込めます。

脊髄損傷

　脊髄損傷には、体をまったく動かすことができず、何も感覚がない「完全麻痺」と、脊髄が持つ機能が一部失われる状態である「不全麻痺」の2パターンがあります。

　幹細胞の局所投与で傷ついた神経組織を修復・再生し、脊髄損傷の症状改善を図ります。また、炎症を抑える効果のある物質を分泌する性質のある脂肪由来幹細胞で炎症を抑えることにより、症状の悪化を防ぐ効果が期待できます。

変形性膝関節症

　一度すり減ってなくなった軟骨は、自力でもとに戻ることができません。そのため、変形性関節症の根本的な治療は難しいと考えられてきました。しかし、幹細胞を患部に投与することで、正常な状態に近づけます。

　抗炎症作用があり、痛みの軽減も見込めます。2023年現在、幹細胞治療で最も治療がおこなわれている疾患で、エビデンスも多く存在します。

糖尿病

　幹細胞を点滴投与することで、損傷したすい臓や血管を再生してインスリンの精製能力そのものを改善し、インスリン分泌や血管での糖の取り込み能力を回復する効果が見込めます。

　すい臓を正常な状態に近づけることができるため、早期に治療を始めれば、糖尿病の合併症を引き起こす可能性も大きく下

げることができます。

肝障害

　肝障害には肝炎や肝硬変、肝がんなどがあります。肝障害の大部分は、肝炎ウイルスによる感染が原因です。

　幹細胞を静脈に投与することで、肝臓の数値の回復や肝炎に伴う風邪のような症状の改善、黄疸の解消、肝硬変や肝がんのリスク回避などが期待できます。

スポーツ外傷

　整形外科分野の再生医療で、関節軟骨や半月板の再生を目指す研究も進められていますが、関節全体を構造的に再生できるような治療法はまだありません。

　関節軟骨や関節組織の治療をしながら、2500万〜5000万個の幹細胞と、組織の修復に効果のあるPRP（多血小板血漿）を関節内に注入することで、治療の効果を最大限に引き出せます。

慢性疼痛（とうつう）

　慢性疼痛とは、特に原因がないのに数カ月から数年にわたって痛みが続く症状をいいます。従来の治療は対処療法が中心で、根治するための治療法はありません。

　一方、幹細胞は損傷部位に集まって炎症を抑え、傷ついた組織を修復する性質があるので、投与すると、末梢神経の障害部位を修復して痛みの原因となる慢性炎症を抑え、痛みを緩和さ

せる効果が期待できます。

しわ・たるみ、顔面萎縮症状などを改善する美容治療

　顔面や首などのしみ、しわ、たるみ、毛穴など、加齢によって起こる皮膚の変化を改善するために、患者さん本人の皮下脂肪から採取して培養した脂肪由来幹細胞を顔面に投与する方法があります。

　従来のレーザー治療やヒアルロン酸、ボトックスなどでは得られない肌全体の若返りが期待できます。動物実験では、しわやしみの予防効果も報告されています。

毛髪再生（AGA）

　薄毛や脱毛は、「伸びて、抜けて、また生える」というヘアサイクルの乱れが原因です。そこにPRP（多血小板血漿）を投与することで、血小板内に含まれる成長因子（サイトカイン）で健康なヘアサイクルに戻し、もともと体内に備わっている発毛力を引き出します。

　特に毛根に対しては、抗アポトーシス※効果があるといわれており、PRPで活性化された抗アポトーシス調整因子が毛周期中の毛乳頭細胞の生存期間を延長します。

※アポトーシス：個体をよりよい状態に保つために細胞が自ら死ぬこと

再生医療はメリットばかりではない

　これらの説明をお読みいただくと、再生医療は万能な治療法

に見えるかもしれません。しかし、そんな再生医療でもメリット、デメリットがあります。

　再生医療を使った治療を受けたいと考えているなら、次に挙げるデメリットも知っておかなければいけません。再生医療のメリットとデメリットを整理してみますので、しっかり理解してくださいね。

再生医療のメリット
・既存の治療法ではどうにもならなかった病気・ケガの症状が改善する可能性がある
・既存の治療法では改善しなかった数値が改善する可能性がある
・効果を可視化しやすい
・自分の体内から採取した細胞を使うので、拒絶反応が出にくい

再生医療のデメリット
・効き目を感じられる人と感じられない人の差が大きい
・1回である程度効果が出る人と、何度も注入しないと効果の出ない人に分かれる
・体調の良い人には効果がわかりにくい
・培養細胞を使用する場合、患者さんのコンディションによって培養の成否が分かれる

幹細胞治療の中で、効果があったというエビデンスが最も多いのは関節の分野です。幹細胞治療を受けた患者さんのうち、およそ7〜8割の方が治療効果に満足されています。

　たとえば、6〜7年車椅子生活を送っていた人が1回幹細胞治療をしただけで立ち上がれるようになった事例もあります。この患者さんは、治療後3〜4日経って足の動きが良くなり始め、3カ月後にはかなり足が動くようになり、1年もするとほとんど普通に歩けるようになりました。

　ただ、幹細胞治療の効果は個体差が大きく、患者さんによって効き目がまちまちです。また、この人のように1回で効果が出る人もいれば、何回も治療を受けてようやく回復の兆しが見えるという人もいます。

　かく言う私共のうちの一人も肝臓が悪く、幹細胞治療を実践しており、6回ほど投与しても効き目が感じられなかったのですが、7回目あたりでようやく体調が良くなってきたと実感できました。

　このことからも、「すぐに効果が出るとは限らない」と考えておいたほうが良いでしょう。

細胞を培養して使うのか、それとも非培養か？

　先ほどご紹介した幹細胞治療は、採取した脂肪細胞から幹細胞を取り出し、培養して数を増やした後に患者さんの体内に注入する、という治療方法です。一方、患者さんから採取した脂

肪細胞をいっさい培養せず、そのまま使う治療方法もあります。それぞれ、どのように違うのでしょうか。

　まず、私共が携わっているクリニックでおこなっているのが、脂肪由来幹細胞（ADSC：Adipose Derived Stem Cell）を培養して使う、幹細胞治療です。

　ADSCとは脂肪組織に含まれる幹細胞のことで、下腹部周辺を5ミリほど切開して採取した脂肪組織（米粒2粒程度）から得られます。その脂肪組織から幹細胞を取り出し、「培養」という工程で幹細胞の数を増やします。その後、疾患によって1億個ほどを静脈投与したり、2500万〜5000万個ほどを局所投与したりするのが、培養した脂肪由来幹細胞を用いた幹細胞治療です。

　一方、脂肪由来再生細胞（ADRC：Adipose Derived Regenerative Cell）を用いる治療法もあります。これは採取した脂肪細胞を培養せずに、そのまま使う治療法です。再生医療を扱うクリニックのホームページなどでは、こちらのことも「脂肪由来幹細胞」と書かれているのをよく見かけます。でも、このADRCとは、幹細胞を含む細胞群のことを言います。細胞を培養しないぶん、大量の脂肪組織が必要となるので、脂肪吸引器で100〜400グラムもの脂肪を患者さんから採取することになります。採取した脂肪組織は、遠心分離操作や酵素処理を施し、点滴で患者さんの体内に注入します。これが非培養の脂肪由来再生細

胞を用いた治療法です。

非培養細胞を使うデメリットとは？

　細胞を培養せずに患者さんに投与する、脂肪由来再生細胞を
用いた治療には、次に挙げるようなメリット・デメリットがあ
ります。

メリット
・患者さんから採取した細胞を培養する必要がない
・脂肪吸引から投与までが1日で終わる
・培養の手間がかからないぶん、コストも比較的安い

デメリット
・一度に大量の脂肪を吸引するので、患者さんの身体への負担
　やリスクが大きい
・脂肪組織を遠心分離機にかけただけなので、投与するものに
　脂肪細胞も血液も混ざる
・血清やマクロファージなど、通常血管に戻さないものまで血
　管に戻す
・細胞の大きさがわからない
・効果の個人差が大きい

　培養細胞は、脂肪細胞から幹細胞を取り出し、試薬を使って
人の手で培養して幹細胞を増やすというプロセスがあります。

そのプロセスがあるからこそ、細胞の大きさや純度を確認しながら、質の高い細胞に仕上げることができます。

　一方、非培養細胞は1日で施術が終わるという気軽さはあるものの、体内に入れるものは、吸引した脂肪を遠心分離機にブンブンかけただけのもの。どんなものが混ざっているかわかりません。また、細胞は小さければ小さいほど、体内に注入したときに血管に詰まるリスクが低くなります。そのため、非培養細胞の大きさがどのくらいなのかは、非常に気になるところです。個人的には、幹細胞治療をするなら培養細胞をおすすめします。

後悔しないクリニックの選び方

信用できるクリニックを選ぶための5つのポイント

　再生医療を手掛けているクリニックは増えてきたものの、まだ数は少なく、どこを信用していいかもわからない……という方が大半ではないでしょうか。

　私共は再生医療オタクですから、患者さんがクリニック選びで後悔しないためにチェックすべきこと、特にどういうクリニックを避けるべきなのか、見極めポイントを5つほどご紹介します。クリニック選びにご活用ください。

①「e-再生医療」に、自分の望む治療内容が掲載されているか

　まず、厚生労働省の「e-再生医療」のウェブサイトを見て、行こうとしているクリニックが自分の疾患に近い疾患の治療を扱っているかを確認してみてください。「e-再生医療」の一覧に掲載されているクリニックと治療の組み合わせは、再生医療等委員会の審査をきちんと受けて「この疾患の治療をしてもよい」とお墨付きをもらっています。

　糖尿病の改善が目的であれば、糖尿病の治療を扱っているクリニックを「e-再生医療」の一覧から探し、その中から選ぶようにしましょう。さらに、個別にクリニックのウェブサイトも訪れてみて、再生医療を使う疾患について深掘りした内容が書かれていれば、なお安心できますね。

②リハビリを同時並行する重要性を説明しているか

　再生医療は、細胞を注入しただけでみるみる症状がよくなるといったものではありません。特に、脊髄損傷や脳血管障害など身体の不自由を伴う症状に対して幹細胞治療の効果を高めるには、リハビリが必須です。

　私共が携わっているクリニックでは、これらの疾患の慢性期の患者さんが多く来院されるのですが、慢性期になると身体をそもそも動かしていないので、運動機能が低下して身体が動かなくなってしまっている方がほとんどです。幹細胞治療と同時並行でリハビリをたくさんすると、身体機能の回復が見込めま

す。

　ただ、幹細胞治療とリハビリを同時におこなって効果を高めようと思ったときに重要になるのが、再生医療をおこなう医師とリハビリを担当するスタッフの連携です。クリニックを選ぶときは、クリニック内にリハビリ施設を持っていて、なおかつ理学療法士や作業療法士が常駐しているところを選びましょう。

③細胞の質の高さにこだわりがあるか

　幹細胞治療は、医師の技術よりも細胞の質が成否を左右します。どこの細胞加工製造業者を使っていて、どういう工程で細胞を培養しているかを、ウェブサイトなどで一生懸命説明している医療機関を選びましょう。

　また、細胞の質を判断するときは、「継代は第3継代まで」「細胞の48時間生存率が95％以上」をひとつの指標としてください。

　継代とは、細胞を培養している容器から培養した細胞の一部を取り出して、新しい培地に移し替える操作のことをいいます。継代を重ねるにつれて細胞が大きく、いびつなかたちになると、血管内に入れたときに肺の血管が詰まる肺塞栓を引き起こすリスクが高まるので、第3継代までにとどめておいたほうがよいのです。

　また、大々的に宣伝しているクリニックの中には、細胞の48時間生存率が80％を割っているところもあるようですが、95％を割っていると体内に入れたときのリスクが高くなります。も

し可能であれば、治療を受ける前に実際に細胞を培養している現場を見せてもらうとよいでしょう。

④「1、2回で治る」とは言わない

　幹細胞治療は、効果の出方に大きな個人差がある治療です。だから、患者さんには常々、「1回2回で効果が出るとは思わないでほしい」とお願いしています。

　私共が過去に見てきた患者さんの中には、何回か治療をして症状がよくなった方もいれば、治療をいったん中断して、1〜2年後にまた「数値が悪くなったから」と来院される方もいます。そのため、「治る」ことを前提にする話はしません。

　関節症の治療は1〜3回で効果が出て、なおかつクレームも少ないのですが、それ以外の疾患では「1回で劇的に治るのはせいぜい100人に1人くらいですよ」と正直にお話ししています。

　治療効果を上げるためには、回数を重ねることが大事です。回数を重ねたほうが、効果が出ないというリスクは下がりますし、1回あたりの治療費も大幅に下げることができます。

　「1、2回で治る」と軽々しく言わないことと同様に、肺塞栓などのリスクがあることも治療前にきちんと説明をしてもらえるかどうかも、クリニック選びのポイントです。

⑤治療の認可が受理されていない疾患に「効果がある」とうたっているクリニックは避ける

　再生医療の提供計画は1疾患ごとに作成し、再生医療等委員

会で承認された後、厚生局に受理されることになります。受理された提供計画をウェブサイトなどで公表しているクリニックも少なくありません。そのとき、提供計画が受理されていない疾患まで、「効果があります」「治療できます」とうたっているクリニックは避けたほうがよいでしょう。

　たとえば、提供計画上では受理された疾患が「関節症」だけなのに、「認知症・糖尿病・肝臓病にも効果があります」とウェブサイトなどに書いているクリニックは少なくありません。そういう内容を広告に使っている医療機関はモラルがないことが明らかなので、やめたほうがよいですね。

美容医療として再生医療を検討している人たちへ

美容医療では効果を感じにくい

　再生医療は、生死に関わるような深刻な症状の患者さんにも求められますが、アンチエイジングなど美容目的の患者さんにもニーズがあるようです。この両者は深刻さの度合いがまるで異なるので、クリニックに通うのであれば、身体を治すための再生医療をおこなう場所と美容のための再生医療をおこなう場所が物理的に仕切られているところがよいと思います。

　ただ、美容目的で再生医療を受ける患者さんに知っておいて

もらいたいのが、健康な方は効果をあまり感じられない可能性があるということです。

　私共は、「美容目的で再生医療を使った治療を受けたい」という患者さんが20代や30代の方であれば、「やめたほうがいいですよ」とはっきり言います。理由は簡単で、若いうちは効果が実感できないからです。私共が美容目的の治療をおすすめするのは、だいたい40代後半以降の方ですね。その年代であれば年齢サインが現れやすくなるので、再生医療を使った治療の効果を実感しやすいように思います。

モラルが低い美容クリニックに注意！

　再生医療を使って美容医療を提供しているクリニックには、「再生医療を扱っている美容外科クリニック」と「美容外科を扱っている再生医療クリニック」の2パターンがあります。この2つは、似て非なるものです。

　注射を打ったり切ったり貼ったりという手技的なところは美容外科医や形成外科医のほうが上手なのですが、臨床経験もほとんどないまま美容外科の世界に入ってくるので、医学的な知識が不足している人が多い印象です。さらにいうと、美容クリニックの医師の多くはモラルが低く、「医師免許でいくら儲けるか」と考える人も少なくありません。

　私共は、再生医療における美容医療分野が、大学病院や大き

な医療法人で臨床をしていた医師たちが挫折して落ちてくるところだと思っていたのですが、フタを開けてみればその逆の状況になっています。つまり、言い方は悪いですが、再生医療を競争から一度離脱した医師たちが這い上がってくるためのツールにしようとしているのです。

当然ながら、彼らには細胞や再生医療等安全性確保法、薬機法などの知識はまったくありません。そういう医師たちがSNSやYouTubeを使って宣伝して回っているのが、幹細胞培養上清液やエクソソームです。だから、人気商売のようにSNSやYouTubeを使って集客しているような美容クリニックを選ぶべきかどうかは、考えものですね。

そのため、受診するなら再生医療分野の専門性を持った、再生医療クリニックをおすすめします。再生医療においては細胞の質がものを言うので、受診するときにきちんと細胞の知識があり、質にもこだわりを持ったクリニックであるかどうかを確認するようにしましょう。

SNSやYouTubeで流れる再生医療の広告は真に受けない

ここまで何度もお話ししてきたように、再生医療をめぐるSNS広告やYouTube広告はまるで広告規制が機能しておらず、野放し状態です。

特に広告規制の違反が問題となっているのは、主に美容外科です。彼らは生き残りをかけて命がけで集客をしており、その執念には目を見張るものがありますが、広告規制に反してまで

誇大広告をするのは問題です。くれぐれも、SNSやYouTubeで見られる再生医療関係の広告は真に受けないようにしてください。

　SNSやYouTubeでは、日本人の人気を得るために幹細胞培養上清液やエクソソームを「夢のような治療」と称して、宣伝や集客をしています。幹細胞培養上清液やエクソソームは未承認製剤であるにもかかわらず、再生医療と称して広告を打ち出したり、効能効果をうたったりするのは、医療広告ガイドラインや薬機法などに違反します。また、誇大表現でもあるので景品表示法にも違反します。

　また、自分たちが違法行為をしていながら、法律をきちんと守って診療活動をしている医師やクリニックを誹謗中傷したりするケースもあります。残念ながら、SNSやYouTubeにはそういった違反事例が数多く存在しています。

　それで、どこからか違法広告をリークされて厚生労働省から指摘を受けると、サッと削除してまた別の商品やサービスを出してくる。そこには倫理観も安全性の担保も何もありません。まったくのゼロです。消費者庁は誇大広告を規制する景品表示法違反へ厳しい監視の目を向けているはずですが、再生医療に関してはまだまだ監視の目が向いていないといえるでしょう。

患者側にも広告のウソを見抜くリテラシーが必要

　一方で、そういった宣伝広告についてどこまで本当でどこからがウソなのかを見抜けるような、ネットユーザーのリテラシーも追いついていません。

ネットユーザーには、どんな表現が医療広告ガイドラインや薬機法に違反しているか、広告主が実際に再生医療の提供計画を作成して厚生労働省に受理されているのかまではわからないでしょう。ある程度勉強している私共でも、微妙な表現をされれば違法かどうか判断するのは難しいのです。

　再生医療関連以外でも、インターネットをめぐる悪質かつ巧妙な手口による消費者トラブルが増加しています。それを受けて最近になって、東京都がインターネットの不当な広告表示適正化への取り組みを始めると発表しました。弁護士やアフィリエイト・ECの専門家、東京都消費生活総合センターの主任相談員などの助言員チーム「東京デジタルCATS（Clean Advertising Team of Specialists）」を結成し、事業者や都民へ情報発信をおこなう取り組みだそうです。私共もこの助言員チームに入りたいのは山々なのですが……。

マスメディアの発信には責任が伴う

人気取りに走る前に考えてほしいこと

　テレビや新聞、週刊誌などのマスメディアの方々は、スポンサーを獲得して媒体を存続させるために、どうしても視聴率や売上部数、PV、読者数などの数字を追いがちです。そのために、

人気取りに走る傾向があります。

　しかし、報道する際にはマスメディアの方々にひとつ考えてもらいたいことがあります。それは、視聴者や読者の中に再生医療の患者さんになりうる方がいるので、「その患者さんになりうる方からどう見えるか」ということです。

　たとえば、以前、再生医療を扱うとあるテレビ番組を見たときのことです。驚いたのが、番組の中でクリニックの経営にも携わっている大学の准教授が、エクソソームを「夢のような治療」として取り上げていたことです。その准教授は「エクソソームでがんの超早期発見ができる」「エクソソームは体内の損傷部位を修復する」「脳血管疾患の患者に使うと30分で効果が出る」「健康な人には若返りが期待できる」と、あたかもエクソソームに素晴らしい効果があるかのように話していたのです。これを私共は信じられない思いで見ていました。

誤解を招く報道は慎むべき

　「視聴率が取れるんだったら、『夢の治療』くらい言わせても問題ない」と番組制作スタッフは考えたのかもしれません。しかし、この番組を通してマスメディアのモラルの低下を感じずにはいられませんでした。

　もし事前に台本をリーガルチェックにかけていたら、あんなことは放送できなかったはずです。再生医療等安全性確保法の

ルールにも則っていない、安全性や妥当性も確認されていないエクソソームをこのようにテレビで放送すると、視聴者がエクソソームにそのような効果があるものと信じてしまうでしょう。

　そういった誤認を招きかねないこの番組は本当にひどい。これが違法であるとわからない、視聴率さえ取れればそれで良しとするマスコミにも大きな問題があるとしか言いようがない事案でした。

　再生医療に携わっている人間としては、もう少し患者の立場に立って、視聴者が「あたかも再生医療」に引っかからないような正しい報道を心がけてほしいと切に願います。

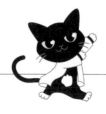

医師への提言

Chapter | 7

知らないうちに法律違反をしている医師たち

正式なプロセスを経たものだけが「再生医療」

　「再生医療」と呼べる治療とは、再生医療等安全性確保法上で必要とされているプロセスを経たものだけです。そのプロセスとは、次のとおりです。

　再生医療等安全性確保法では、再生医療等技術をそのリスクにより第一種、第二種、第三種に分類しています。まず、治療をおこないたい医療機関が治療の実施計画である提供計画を作成し、各分類に応じた再生医療等委員会に審査を依頼します。次に、該当の委員会より承認を受けられれば、厚生局へ届出をおこない、受理された治療計画のみを治療として医療機関が患者さんに提供できます。第1種提供計画は、該当委員会から承認され厚生科学審議会を得て提供開始されます。このプロセスをきちんと踏んだものだけが「再生医療」と呼べるのです。逆に言えば、これ以外の治療は再生医療とは言いません。

　自費診療のクリニックでおこなわれている「あたかも再生医療」の代表的な施術が、いま巷で人気の「幹細胞上清液治療」と「エクソソーム治療」です。これらは、提供計画の作成もしていなければ、再生医療等委員会の審査も受けておらず、公的に安

全性も妥当性も審査した治療ではありません。つまり、再生医療等安全性確保法を遵守している治療ではありません。

　再生医療等安全性確保法に則った手続きを踏んでおこなわれる幹細胞治療で用いられる細胞は、どこで誰がどういう製造方法で何のためにつくったものかがある程度トレースされています。一方、「あたかも再生医療」はそれがことごとく不明確です。たとえ細胞加工物製造業者から「確かなものです」と説明を受けても、安全性や妥当性を公的には証明できません。そういうよくわからないものを、モラルの低い医師が「夢の治療」と称して平気な顔をして発信している現実があります。さらに、人気タレントやインフルエンサーを使って、集客のためといって広告規制の緩いYouTubeで「夢の治療」と大々的に宣伝しているクリニックも少なくありません。そういった意味でも、「あたかも再生医療」は危険な治療でしかなくなっているのです。いつ医療事故が起きてもおかしくない残念な状況に、私共は警鐘を鳴らし続けています。

幹細胞培養上清液やエクソソームは何に該当する？

　少し専門的な話をすると、幹細胞培養上清液やエクソソームは再生医療等安全性確保法のリスク分類でいうと第一種に相当する可能性も考えられます。

　厚生労働省医政局 研究開発政策課 再生医療等研究推進室が

発行している「in vivo遺伝子治療に対する規制の検討法の対象とする関連技術の範囲について」資料2によると、次のように記載があります。

> 薬機法において、予防ではなく治療を目的とする「mRNA」を利用した技術は、遺伝子治療用製品に含むと考えている。

さらに、こうも記されています。

> そういった観点からは、再生医療等安全性確保法においても、薬機法の対象とならない自由診療や臨床研究におけるmRNAを利用した技術は、遺伝子治療関連技術に含まれると考えるのが妥当ではないか。

「あたかも再生医療」の治療をおこなっているクリニックのウェブサイトを見ると、「エクソソームとは、細胞の核の中にある『mRNA』や『miRNA』を含む」と書かれています。

ここで勘のよい方は気づくかもしれませんが、つまり、エクソソームが「mRNA」や「miRNA」を含むのであれば、遺伝子治療に該当するのではないのでしょうか？

もしそうなれば、近い将来に施行される予定の改正再生医療等安全性確保法では、薬機法の対象とならない自由診療や臨床研究におけるmRNAを利用した技術が、遺伝子治療関連技術に

含まれる見込みです。となると、現在自由診療でおこなわれているエクソソーム治療はmRNAの効能を使用しているため、再生医療等安全性確保法の定めに従って治療しなくてはならなくなります。逆に言えば、それを怠ると再生医療法違反となるわけです。

医師の方々には、「知らず知らずのうちに法律違反をしていた」ということにならないよう、こういった知識やルールを知っておいて欲しいのです。

「あたかも再生医療」が グレーなうちは手を出さない

違法であることに気づいていないケースが多い

ここまで何度もお話ししてきましたが、医師やクリニックは「あたかも再生医療」が法的にグレーであるうちは、手を出すべきではありません。

幹細胞培養上清液やエクソソームなどの未承認薬を、平気で患者さんに静脈投与しているクリニックは多いのですが、それは状況によっては、薬機法違反となる場合もあります。しかし、このことを知っている医師は意外と少ないのです。

先日も学会のシンポジウムで医師法・医療広告に詳しい弁護

士先生や数名の臨床医の先生、アカデミアの先生で「未承認薬を患者さんに静脈投与しているが、これは違法か？」ということが議論になりました。それに対して議論を進めていくうちに、それが場合によっては違法である可能性があると、その場のみんなが気づいたのです。

医学者は医学の知識はあるけれど、法律の知識は置き去りになりがちです。だから、黒に限りなく近いグレーであっても、自分が「効く」と思っていて「患者が来るのだからよい」という意識がはたらく。医師は、幹細胞培養上清液やエクソソームを打つことが医師の裁量権として認められて当たり前、法律から守られて当たり前、となぜか思い込んでしまいがちです。しかし、医師の裁量権を主張しても、実際には微妙なことも多いのです。

万一事故があったとき、保険が使えるか？

再生医療等安全性確保法のルールに則って手続きをして、厚生局に受理されておこなわれている治療行為で、万一医療事故があった場合には民間の保険が使えます。

2016年、三井住友海上火災保険がショック症状やアレルギー反応など、再生医療を受けたことによる健康被害を補償する制度、「再生医療等治療賠償補償制度」を創設しました。この保険は、1事故につき最大2億円の保険金が下りるものです。

一方、現在は再生医療等安全性確保法内の治療でない幹細胞上清液治療やエクソソーム治療で万一のことがあったときに使

える保険はないはずです。医師の裁量権でおこなった医療行為に対して補償してくれる医療保険に入っていれば、そこから保険金は下りるかもしれません。ただ、自費診療の場合は補償範囲が狭いので、本当に使えるかどうかは保険会社に問い合わせをしてみないとわからないですが……。それほど金銭面でのリスクもありますし、何らかの医療事故が起きたときには、医師免許をも賭けることになります。

目の前の3万円を取るか、医師免許を取るか？

ちまたの自費診療をおこなっている医師やその医師を支援している企業の言い分は、「グレーだけど黒ではないから大丈夫」「効果があるから大丈夫」というものになってしまいます。しかし、それは単なる自己都合にすぎません。法律で決められたルールを無視して儲け主義に走った結果、何も知らない患者さんに対して危険な薬剤の局所投与や静脈投与をおこなっているかもしれないのです。

現在、幹細胞治療は100〜200万円する治療ですが、幹細胞培養上清液やエクソソームはそういう世界ではありません。3万円、5万円、10万円の世界なのです。しかも、ここには安全性や妥当性の担保はそもそもないと言わざるを得ません。たった数万円分のために医師免許を剥奪されかねない事態になる可能性があることを、考えてもらいたい。

あなたは目先の3万円を取りますか？　それとも、医師免許

を取りますか？

　これは極端な問いに受け取られるかもしれませんが、果たして本当に極端なのでしょうか。

付き合う特定細胞加工物製造業者は、検体数で選べ

「どれだけの数をこなしているか」が最重要

　再生医療を使って治療する場合は、クリニックの敷地内にある施設で細胞を培養する場合もありますが、多くは外部の特定細胞加工物製造業者を利用することになるでしょう。そういう業者を選ぶときは、検体数を多く扱っているところを選ぶことを推奨します。

　細胞培養を依頼するのであれば、培養士の知識や技術を重視したほうがよいのではないか？　と考える方もいるかもしれません。しかし、そういった知識や技術よりも、「どれだけの数をこなしているか」が選ぶポイントです。

　大学の研究施設で幹細胞をつくったり培養したりするのとは、わけが違います。特定細胞加工物製造業者の施設で扱う細胞は、ナマの人間から採取したばかりの生きた細胞です。

　細胞のコンディションは、そのときどきでまったく異なりま

す。健康状態が良好な患者さんのものは培養すれば順調に増える可能性が高いのですが、体調の悪い方や睡眠導入剤を飲んでいる方は増え方が鈍くなったりします。ステロイド剤を打っている患者さんのものは、まったく増えないこともあります。

このように、本当に検体ごとに細胞の状態が異なるんですよね。だから、検体が多くやってくる施設は、経験値が増えるのでそのぶん実績も増えます。そうすると、人材も集まってくるので、経験豊富な培養士もどんどん育ちますし、組織としてもどんどん強くなります。だから、検体がたくさん来るところとあまり来ないところとの差はどんどん開いていきます。この差は治療として使う細胞としては、安全性・効果ともに天と地ほどの差があります。

特定細胞加工製造業は莫大なコストがかかる

特定細胞加工物製造業を始めようと思うと、莫大なコストがかかります。

株式会社ASメディカルサポート（以下、AS社）を例えにすると、初期費用だけで10億円以上かけています。立ち入り審査や厚生労働大臣の許可も必要ですし、生物を扱うので事故のリスクもあります。そういうもろもろのリスクを背負っているのに、売上はひと検体あたり数十万円にすぎません。

2023年8月現在、特定細胞加工物製造業者は全国に60施設ほどありますが、幹細胞治療の需要がまだまだ少ないこともあり、月100検体以上受けられているところは2〜3社しかありませ

ん。だから、黒字経営ができているところも2〜3社しかないはずです。

　たくさん検体を受け入れるには、その分培養士の数も増やさなければなりませんが、ただ培養士がたくさんいればいいというわけではないのが難しいところです。

　AS社は月に300〜350の幹細胞を扱います。一般的な細胞委託業者ではそれだけの数を扱うのに30人ほどの培養士が必要ですが、AS社ではたった9〜10人で回しています。そのような少人数で回せるのは、その9〜10人が細胞培養の経験が豊富だからです。経験の浅い培養士を20人も30人も集めても、それだけの数をこなすのは難しいのです。

凍結させないほうが質のよい細胞を提供できる

　ほとんどの関連施設では、出荷日に合わせて幹細胞の数を増やしていく方法ではなく、幹細胞の増殖スピードに合わせて培養をして、幹細胞が増えてから凍結をし、凍結保存した細胞を提供しています。

　AS社では出荷日に合わせて細胞を培養します。出荷時には、細胞は容器の下に貼り付いてしまっているので、それを剥がして細胞だけを取り出す必要があるのですが、それに時間がかかるのです。1人1検体あたり1時間ほどはかかりますね。よその業者さんだと2時間ほどかかるかと。それを毎日するのが大変だという事もあり、凍結して出している施設もあるようです。

AS社は、細胞の質を落とさないためにも、凍結せずに医療機関へ提供できるようにしています。そうするには培養士のスキルアップが必要です。たくさんの検体を毎日繰り返し培養しているから、早く経験値が豊富になります。

　そんなAS社でも、過去には10検体中2〜3件しか培養できなかった時期もあります。それくらい生きた人間の細胞を再生治療に使える数と質まで培養するのは難しいんです。もし、「そんなの簡単でしょ？」と思っているクリニックさんや医師・研究者の方々がいれば、一度自分でやってみたらいいんです。それぞれの患者の状態、組織や細胞の状態により、増殖が違う検体を培養することがどれだけ難しいかが、きっとわかりますから。

　付き合う特定細胞加工物製造業者を選ぶときは、検体数とともにどれだけの人数で1日あたりどれくらいの数の検体をあげられているかを聞いてみるとよいでしょう。

「再生医療分野の専門家」になるというキャリア

国民皆保険制度が破綻するとしたら？

　私共は、近い将来、国民医療費の増大によって国民皆保険制度がもう持たなくなるだろうと予想しています。そう考えると、

国民には病気の治療ではなく予防のほうに力を入れてもらわなければなりません。そのため、これからは保険診療しかおこなっていない病院やクリニックでも、自費診療を取り入れていく必要があると言えますよね。その選択肢のひとつとなるのが、再生医療です。

　私共が知る中で一番多いのは、保険診療をしながら1つか2つ、再生医療の自費診療メニューを取り入れるというパターンです。これだと、保険診療しかしたことがなくても導入するハードルは低いですし、保険診療で来ている患者さんに「幹細胞治療をやってみますか？」とすすめることもできます。利益率も高いので、再生医療を1つ利用してもらうだけで、売上金額に100〜200万円の差が出ます。

再生医療に舵を切って、大成功を収めた医師

　実際に私共が関わらせていただいたからか（笑）、大成功を収めている整形外科の坂本貞範先生という医師のお話を少しだけします。

　坂本先生とは再生医療等安全性確保法が施行されて1年ほど経った後、2016年ごろに出会いました。坂本先生が幹細胞治療に魅力を感じ治療に応用しだしたのは、私共と出会う数年前（再生医療法が施行される前）だったそうです。

　坂本先生は、細胞や法律に滅茶苦茶詳しいわけではなかったのですが、私共はその細胞や法律の知識不足をカバーしながら、

坂本先生はカウンセリングの善し悪しまで、1からすべて勉強に勉強を重ねて、スキルアップされていきました。それは、とても早いものでした。

　再生医療を初めて導入する医師にとってネックになるのは、集客と法律の確認なので、集客の仕方やブランディングに対しても勉強していました。坂本先生がYouTubeを始めた当時は、まだまだ再生医療の提供計画書が受理されるのにいまの数倍のお金がかかっていましたし、いまよりコストもかかっていました。その中で、辛抱しながら勝負なさっていました。

　その後、「いまなら絶対勝てるから、再生医療専門のクリニックを出しましょう」と誕生したのが、いまや日本一の症例数と言っても間違いではないクリニック（リペアセルクリニック）です。

　坂本先生の場合は、再生医療のクリニックを始めたのが再生医療の法律の運用がスタートして間もないころだったというタイミングがよかったこともあるでしょう。あと、組んだ相手も、もしかすると少しだけ良かったのかもしれませんね（笑）。

医師自ら、後に引けない環境をつくり出した

　また、リペアセルクリニックがここまで強くなった要因はいろいろありますが、オーナードクターであることが大きいと感じます。坂本先生は、再生医療の導入にかかる費用を自分で借金してまで捻出しました。借金返済がかかっているので後には

引けません。だから、どうしても成功させなければならなかったのです。

　これまで症例をたくさん重ねてきたので、カウンセリングの内容はもちろん、経験値も患者さんの取り方も効果の出し方も、そのへんのクリニックとはまるで違います。患者さんのため、自分のクリニックのために効果を追及すべく、ひたすら考えて行動されていましたので、どんどん経験値があがっていきました。きっと、雇われドクターではこうはいかなかったでしょう。

　いまは東京と大阪にそれぞれクリニックを開業されていますが、2023年11月頃には札幌にも開院する予定です。翌年にはもっと増えるのではないかと予想しています。

　ここまでモンスター級の結果を出した先生は、私共の知るところで言えば、いまのところ坂本先生ただお一人です。

　細胞加工業者もクリニック選びも症例数の多いところをやはりおすすめします。「経験値＝症例数」に勝る信頼はないのが現在の状況です。ぜひ参考にしてください。

　今回、ご紹介した細胞加工業者と再生医療専門クリニックは、どちらも違反や事故、有害事象は報告されていません。

脂肪由来幹細胞の培養細胞と非培養細胞の違いと問題点

脂肪由来幹細胞と脂肪由来再生細胞

　いままでのお話と少し毛色は異なりますが、幹細胞治療で使う細胞には2種類あるというお話をしたいと思います。

　第6章でも取り上げましたが、幹細胞治療をおこなっているクリニックでは、脂肪由来細胞の培養細胞を扱うところと、非培養細胞を扱うところがあります。前者で扱っているのは脂肪由来幹細胞（ADSC：Adipose Derived Stem Cell）、後者で扱っているのは脂肪由来再生細胞（ADRC：Adipose Derived Regenerative Cell）といいます。

　この中身の違いについて、あまりよく知らない医療従事者も多いようで、私共の携わっているクリニックのスタッフに話しても「へぇ〜！　知らなかったです！」という反応が返ってくるので、ここで少しお話ししたいと思います。

　ADSCは脂肪組織に含まれる幹細胞で、下腹部周辺を5ミリほど切開し、脂肪（米粒2粒程度）を採取した脂肪組織から得ることができます。ADSCを用いた幹細胞治療では、まずその脂肪組織から幹細胞を取り出して幹細胞の数を増やす「培養」とい

う工程をおこないます。増やしたADSCを、疾患によっては1億個程度静脈投与したり、2500万個程度もしくはそれ以上を局所投与したりします。

　一方、ADRCのことも「脂肪由来幹細胞」と書かれているのを、再生医療をおこなっているクリニックのウェブサイトで見かけます。ADRCとは幹細胞を含む細胞群のことで、脂肪組織1gあたり30万個程度のADRCが得られると言われています。一度の脂肪吸引で採取する脂肪の量が100g～400g程度だとすると、3000万～1億2千万個程度の細胞が得られる計算になりますね。その中には間質細胞、造血系細胞など多様な細胞が含まれていますが、その中に含まれる幹細胞はなんとたった2%程度。つまり、ADRC治療の場合、治療効果を期待している脂肪由来幹細胞は、投与する細胞の中に60万～240万個程度しか入っていないことになります。

　ADSCを使った治療では、採取する脂肪の量がほんのわずかで済むので患者さんの身体への負担が少なくすみます。また、方法はいろいろありますが培養して幹細胞の数を増やすことで複数回の投与を検討することができます。ただし、培養して細胞を増やす工程がある分、必要な細胞の数を確保できるのに一定の時間が必要です。一方、ADRCを使った治療では一度に100g～400gと大量の脂肪を採取する必要があり、患者さんの身体への負担が大きくリスクの高い方法であると言えます。その半面、

培養して増やす工程がなく吸引した脂肪組織から専用の機器で抽出した成分をそのまま用いるので、採取から投与までをその日のうちに終えることができます。

ADRCで戻すのは幹細胞だけじゃない

　どちらも一長一短ありますが、再生医療として認められたものです。しかし、ADRCを使った治療のほうは安全性には疑問を禁じ得ません。まず、採取した脂肪を遠心分離機にかけて酵素処理をしただけなので、本来血液中に戻すことのない成分まで戻します。幹細胞はもちろん注入できますが、いっしょに脂肪も血液も注入することになります。

　また、患者さんの身体に戻すADRCはピンク色をしています。ピンク色をしているということは、血液が入っているということなのです。再生医療業界にいる私共からすればびっくりです。安全性やリスクのことを考えると、私共は現時点では培養細胞を使った治療をおすすめしています。

　次の最終章では、いままで述べてきたことの総ざらいとして、各方面の方々に私共からメッセージを送りたいと思います。

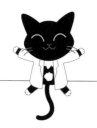

再生医療が今後発展していくために

最後に、再生医療をとりまく各方面の皆さんに、再生医療が今後世のため人のためになる医療技術に発展するために必要なこと、知ってもらいたいことをお伝えします。これらのメッセージを読んでいただいた後、少しでも再生医療に希望を見いだしてもらえたなら幸いです。

再生医療を検討する患者さんへ

再生医療は夢を叶える治療ではなく、目標を達成する治療

　患者さんにお伝えしたいのは、「再生医療は夢を叶える治療ではなく、目標を達成する治療である」ことです。

　再生医療は万能のように見えて万能ではなく、人によって効き方もまちまちで、治るという確証もない治療です。それでも、なんとか希望の光を見いだすために再生医療にたどり着く患者さんも少なくありません。

　私共の携わっているクリニックには、脳梗塞や脊髄損傷の患者さんが毎日のようにたくさん来院されますが、意外なことに彼ら・彼女らは再生医療に対して特に夢を見ようとはしていません。再生医療に夢を見る、というよりも、日常生活で感じる不便や不自由をどうにか解決したくて再生医療にたどり着く、という患者さんが多いのです。そのため夢は見ていませんが、

「何かしら改善するかもしれない」との希望は持っています。そういう患者さんたちの姿を見ると、「再生医療がこの方々の希望の光にならなければならない」と改めて背筋が伸びる思いがします。

　ただ、再生医療を使った治療を受けるのであれば、まずは「自分が治療をした結果どうなりたいか」を考えて目標を持つべきでしょう。クリニックを選ぶ際には、その目標が達成できるよう中長期的にサポートしてくれるところを選ぶと良いですね。「決して万能と言える治療でも、治ると言える治療でもないけれど、可能性はあるから目標を持って一緒にがんばっていきましょう」と言ってくれるようなクリニックに出会えるとベストです。

　ここでいう目標とは、自分でお手洗いに行けるとか、自分で食事ができるとか、そういったささやかなものです。そういうことを解決するのが、患者さんたちの目標なのです。

患者さん自身の努力も必要になる

　患者さんに目標を達成してもらうためには、患者さん自身にも努力してもらわなければなりません。どんな病気やケガにも回復期はありますが、再生医療を受けるだけでは治療効果も半減してしまいますし、回復度合いも異なってくるでしょう。患者さん自身の「良くなりたい」という強い気持ちとそれをかな

えようとする努力があって初めて目標達成に近づきますし、治療を受ける意味も出てくるのです。

　どんな病気もケガも、患者さんの努力なくして症状の改善はできません。たとえば、再生医療で一度糖尿病の治療をして良くなったとしても、もとの生活を続けているとまたすぐに症状がぶり返します。関節症も、再生医療とリハビリでいったん良くなったとしても、また酷使していると痛みが出てきますよね。それと同じです。

　患者さんたちは、脊髄損傷や脳梗塞の後遺症で身体が不自由になり「身体を動かすと痛くなる」という状況であっても、毎日リハビリセンターに通って、時間と費用をかけて身体に負荷をかけながらリハビリを一生懸命しています。身体がなかなか動かない中でも一生懸命リハビリに励んでいる患者さんは、やはり効果の出方が違いますね。その良い例が、第1章の冒頭でもご紹介した2人の患者さんです。彼らはあきらめずに幹細胞治療とリハビリに励み続けているからこそ、寝たきりの状態から身体を自分の意志で多少は動かせるようになったり、自分で尿意や便意を感じられるようになってきたり、食事を自分の手でできるようになってきたのです。究極的には、患者さんの状態が少しでも良くなるなら、幹細胞治療で良くなろうがリハビリで良くなろうが、私共はどちらでも構いません。「どちらもやっているのであれば、真剣にやった先にある希望も大きくなりま

すよ」と言いたいですね。

　一方、医師のほうにも長期的にその患者さんと向き合う覚悟が求められると考えます。だから、「私もこれからあなたが目標達成できるまで長く付き合っていくから、あなたも努力しないとダメだよ」とはっきり言ってくれる医師が、信頼できる医師と言えるでしょう。

クリニック経営者の皆さんへ

専門領域×再生医療でキャリアをリスタートできる

　国民医療費を削減するためにも、いまから自費診療をスタートするのは正解だと思います。保険診療しかしたことがないという病院やクリニックも、それぞれの専門領域で再生医療を取り入れることにチャレンジしていただきたいですね。現状なかなか収入を上げられずに苦労されているクリニックも、得意とする専門領域と再生医療を掛け合わせることで、リスタートできる可能性があるのです。

　私共がいままで関連サポートをした中で、ある有名企業のスポーツチームでスポーツドクターをしている整形外科の先生がいます。その先生は、もともと1人で患者さんを1日あたり150人ほど見ていました。すべて保険診療です。ひと月の売上は

2000〜2500万円ほどありますが、テナント料や看護師への給料などの経費を差し引くと、その先生の手取りは100〜300万程度しか残らない。毎日多忙で疲弊する日々を送っていました。そこで、普段している保険診療に幹細胞治療のメニューやPRP治療のメニューを足したところ、利益率が変わってきたのです。いままでの利益に100万円や、200万円を上乗せできるようになりました。

その先生はいまも相変わらず保険診療でひと月2000〜2500万円ほどの売上を維持しながら、再生医療の治療でも300〜400万円ほど売上をあげています。原価を差し引いても100〜150万円は手元に残るので、その先生は以前に比べて心身ともに余裕が生まれたそうです。

自費診療をうまくいかせるコツ

保険診療に慣れている日本人の感覚からすれば、「自費診療は高くつくもの」というイメージはまだまだ根強くあるでしょう。一方、自費診療のクリニックをやっていくのであれば、医師もスタッフも食べていけるように1日数十万円の売上をあげていく必要があります。なので、再生医療を導入するなら、自分たちの診療をいかにお得なものと思ってもらえるかが勝負だと思います。

患者さんを逃さないように多少は患者さんを持ち上げながら

も丁寧にカウンセリングすることが、自費診療がうまくいく第一歩になるでしょう。

　症例を重ねて経験値を積めば、見せ方も効果の出し方も違ってきます。坂本先生を例にさせていただきましたが、ゆくゆくは再生医療の自費診療をメインにして伸ばしていきたいのであれば、いっぱい勉強すべきだと思いますね。それは、再生医療の医学的な知識だけでなく、法律や集客の仕方、患者さんとのコミュニケーションの取り方なども含みます。集客は難しいので、そこはプロの手を借りるべきかもしれません。

　その際には、信頼できるコンサルタントに相談してサポートに入ってもらうなり、優秀な業者さんなどを紹介してもらうなりしたほうがよいでしょう。

患者さんが患者さんを呼んでくる

　再生医療を使う治療は高額なので、私共の携わっているクリニックに治療を受けに来られる患者さんは大体が富裕層です。その患者さんたちは、自分で治療を受けて効果が出たら、自分の知り合いを紹介したくなるようです。だから、患者さんが患者さんを連れて来られるパターンがとても多いですね。美容医療に関しては美容クリニックから患者さんを紹介されることもあります。

　患者さんが患者さんを呼んでくれるようになればしめたものです。富裕層の知り合いの方は富裕層であることが多いので確

度は高いですし、患者さんの方から「私が友人や家族を紹介してあげる」と言ってもらえるとモチベーションも上がります。患者さんにも喜んでもらえて、自分も物心ともに豊かになれるなんて一石二鳥ですよね。

　私共は日本中に再生医療を取り入れる病院やクリニックを増やしていきたいと思います。売上が向上して物心ともに余裕が生まれるクリニックが増えていけば、きっと再生医療業界もきっと盛り上がるでしょう。

再生医療を提供する
医師の皆さんへ

法律を守りながら医療行為をしてほしい

　医師が開院して経営している病院やクリニックもまだ多いですが、いまは起業家のオーナーが経営する病院やクリニックも増えてきました。そういうオーナーは再生医療等安全性確保法はもちろんのこと、そのほかの法律についても知識がないケースも多いでしょう。オーナーがSNSやYouTubeで幹細胞培養上清液やエクソソームが話題になっているのを知ると、自分のクリニックにも導入しようとするかもしれません。

　しかし、本書を通してずっと主張してきたように、幹細胞培

養上清液やエクソソームはその成分の安全性や妥当性が公的に確認されたものではありません。また、再生医療等安全性確保法や薬機法、医療広告ガイドライン違反にもなりうる可能性もあるものです。幹細胞培養上清液やエクソソームは一定の効果があるかもしれませんが、だからといって法的根拠のないものを患者さんに使わないこと。たとえば、速度制限が時速70kmの道路で、周りにほかの車もいないし歩行者もいないからといって、時速80kmで走行していいわけではありませんよね。それと同じです。

　だから、再生医療を始めるときは、くれぐれも再生医療等安全性確保法や薬機法、医療広告ガイドラインといった法律・規則を遵守すること。提供計画を作成して審査を受けるための手続きには、時間もかかりますし、多くの手間や費用もかかります。だからといって、幹細胞培養上清液やエクソソームといった「あたかも再生医療」には決して手を出さないようにしてください。ご自身の医師免許を守るためにも、「医学的根拠と法的根拠はまったくの別物である」ということを常に念頭に置いて診療活動に励んでいただきたいのです。

　本書をお読みになっている時点で、すでに再生医療を使った自費診療をおこなっている先生方は、今後もまじめに取り組まれることをおすすめします。「まじめに」とは、「法律を遵守した診療活動をしていきましょう」ということです。第7章で整

形外科の坂本貞範先生の例もお話ししましたが、法律を守りながら再生医療専門のクリニックを経営してきた結果、複数の拠点を持ち、安定した売り上げをあげるまでに成長しました。

いまから再生医療に参入しようと考える先生方も、患者さんがある程度増えるまで、最初のうちは苦労するかもしれません。しかし、法律を守りながら、まじめにコツコツ勉強を積み重ねていれば、坂本先生のようになれる可能性があるのです。

利益追求と高い倫理観は両立できる

本来、医師は保守的で強い正義感や倫理観を持った方々のはずです。少なくとも私共はそう思っています。なのに、特に美容外科や形成外科の先生は自費診療の道に入ったとたん、なぜかそれを忘れてしまう先生が多いようです。

先生方はもともと「人を助けたい」という思いを少なからず持って医学部や医大に入って、医師になったと思うんです。だから、最初に医師の道を志したときの高い正義感や倫理観を思い出してほしいですね。

自費診療で利益を追求することと、倫理観を高く保つことは両立できます。まじめにやっていれば、坂本先生のように自費診療でも患者さんは安定してつくようになるし、患者さんに喜んでもらえるようになるし、きちんとお金も入ってくるようになるはずです。

そうして再生医療の「胡散臭い」というイメージを払拭し、患

者さんの希望の光となれるような医療にできたら最高ですね。

再生医療を研究する
研究者の皆さんへ

「あたかも再生医療」は対岸の火事ではない

　研究者の先生方にはまず、「あたかも再生医療」は臨床現場だけの問題ではなく、研究者にも大いに関係のあることだということを知ってほしいですね。

　いま、ちまたで流行っている幹細胞培養上清液やエクソソームは、どこの誰が何のためにどうやってつくったのかがまったく不明です。そのようなものを有名人やインフルエンサー、クリニックのオーナーがSNSやYouTubeでリスクも告げず、「夢の治療」であるかのように誇大広告を打っています。それが野放し状態になっているのですが、治療を受けた患者さんに重大な有害事象が起こるようなことがあれば、せっかく良い方向に進んでいた再生医療が一気に後退してしまいます。いま、インバウンド需要で海外からも日本の再生医療に注目が集まっているいま、そういった事態は避けなければなりません。

　だから、研究者の方々も「あたかも再生医療」による有害事象は対岸の火事ではなく、自分たちにも火の粉が降りかかる問題であることに気づいてほしいのです。私共も、学会などで会っ

た研究者の方々に「このように法律を守らない人間がいっぱいいたら、先生たちも研究できなくなります」「先生が受ける仕事も減ります」とよくお話しして危機感を共有してもらっています。

だからこそ、「あたかも再生医療」を根絶するために、一人でも多くの研究者が「こんなことは一刻も早くやめさせなければならない」と大きな声をあげて立ち上がってほしいのです。研究者が声を上げれば、国もそれを後押ししてくれるでしょう。研究者の皆さん、どうか立ち上がってください！

臨床現場で起こっていることを見てほしい

もうひとつ、研究者の皆さんに言いたいことがあります。それは、「もう少し臨床現場を見てほしい」ということです。

再生医療の研究者の皆さんは、脳血管障害や脊髄損傷の患者さんを自分たちの研究で歩けるようにしようと日夜研究に励んでいらっしゃると思いますが、なかなか臨床応用も進まないままです。一方、関連のクリニックでは、幹細胞治療でずっと車椅子生活だった患者さんが立ち上がれるようになったり、自力で食事をとれなかった患者さんが自分で食べられるようになったりしています。皆さんが見向きもしないオールドな細胞である幹細胞を使って、こんな成果をあげているのです。

関連のクリニックには研究者の方々が視察に来られることがたまにあるのですが、患者さんのリハビリに励む姿を見ると皆さん一様に驚きますね。「なんで、この人たちはこんなに動けるようになったの？」と異口同音におっしゃいます。私共からすれば、「『なんで？』じゃないよ！」とツッコミたくなるのですが……（笑）。

　幹細胞を使った治療でもここまでの成果が出せるということは、医学的なエビデンスとしてもっと医学界に認知されるべきだと思います。幹細胞を投与して一定の効果が出ている人が理屈抜きでいっぱいいるのだから、研究者の皆さんにはもう少し臨床現場に関心を持って、現場で起こっていることを自分の目で見てほしいですね。患者さんの声を聴いて、本当に困っていること、本当に望んでいることを知ってほしい。そして、患者さんたちの動きを少しでも良くすることのできる研究をしてほしいと願っています。もう待てない患者さんたちもいるのだから。

再生医療ビジネスを手掛ける経営者の皆さんへ

最終的にはキレイゴトを続ける企業が儲かる

　企業経営者の皆さんには、「最終的にはキレイゴトを続ける

企業が儲かるよ」と伝えたいですね。幹細胞培養上清液やエクソソームなどの「あたかも再生医療」がはびこるこの業界でも、法律を遵守してまじめに企業活動をしていれば儲かるのです。

　医師は医学の知識はあっても法律の知識があまりない人が多くいます。本来保守的で倫理観も高いはずですが、自費診療を導入してしばらく経つと倫理観を少しずつ失い、手っ取り早く儲けようとして「あたかも再生医療」に手を出して、いつの間にか法律違反をしてしまう。そういうこともありうるでしょう。その盾になるのが、企業なのです。

　医師は事業経営がうまくいかないケースが多いから企業のサポートが必要なのですが、一番のサポートは倫理や法律に反することから医師を守ることです。もし医師に倫理観がないのであれば、企業が医師を守るために倫理の盾になるのです。逆に言えば、そういったものからドクターを守れないのであれば、再生医療ビジネスに参入すべきではないでしょう。医師と良好な関係を築けば、「この会社に利益をもたらせるよう頑張ろう」と思ってもらえます。そうすれば、患者さんにも安全な医療がお届けできるでしょう。そのため、最終的にはキレイゴトを続ける企業が儲かるのです。

アカデミアと臨床現場の架け橋になってほしい

　もうひとつ企業経営者の皆さんに言いたいのが、「再生医療

が今後発展していくかどうかの鍵は企業にある」ということです。いまはアカデミアと臨床現場の間には隔たりがあり、お互いの姿が見えなくなっています。その架け橋になるのは、国ではなく企業でしょう。

　そう考える理由はこうです。企業は研究に投資しようとすれば利益を出さなければならない。利益を出そうと思えば、自分たちの製品やサービスを使ってくれる臨床医が必要です。より良い細胞を提供して臨床現場の治療の質を上げるには、研究者が必要です。研究者が研究できるようにするためには、どこからかお金を集めなければならない。そう考えると、臨床現場と研究者双方に関われるのは企業なんです。だから、企業が鍵になると思います。

　日本のバイオ企業は赤字経営でも国から予算や補助金をもらってなんとかビジネスを存続させていますが、そういうビジネスモデルが成り立つ時代はもう終わりました。きちんと事業をして儲けたお金をまた事業に投資して、良いものをつくれるようになり、患者さんに還元できて、またそれがお金になる。そういう当たり前のことが、日本のバイオ企業には必要なのだと考えます。日本の国民皆保険制度がもう破綻しつつあるいま、企業が何をすべきかと言えば、事業活動に力を入れて患者さんに還元し、そこから実利を得ていくことです。

企業が研究などに出資してリターンを得られるような仕組み
づくりができれば、企業も安心してお金を出せるんですよね。

　そのためにも、再生医療をマネタイズできるものにすること
が重要です。マネタイズできれば研究は進みますし、企業が再
生医療で儲けられるようになれば臨床現場にも成果を還元でき
るんです。企業に関わる研究者自身にもマネタイズを意識して
もらい、もっと企業に貢献してもらわないといけません。研究
者の皆さんにも、どんなことやものが臨床現場や患者さんのた
めになるかを考えてもらえれば、自然とマネタイズできるよう
になるでしょう。

再生医療の未来は、
私たちにかかっている

　最後になりますが、再生医療業界に参入するプレーヤーを増
やして業界を盛り上げるためにも、病院・クリニックも、医療
従事者も、研究者も、企業経営者も、みんなで法律を遵守しな
がらまじめに活動をしていきましょう。そうすれば、必ずお金
は後からついてきます。

　再生医療に関わる皆さんと協力しながら、再生医療をクリー
ンにしたい。そして、再生医療業界を活性化していきたい。そ
れが私共の切なる願いです。

おわりに

再生医療の相談窓口になる

　2023年4月、再生医療の未来を守るために、一般社団法人再生医療安全推進機構を設立しました。機構を設立した主な目的は、患者さんや再生医療に参入したい企業、医療従事者の三者から、再生医療に関する相談やクレームを受ける受け皿になることです。

　本書で述べたような問題は、現在進行形で起こっています。しかし、これまでは患者さんや企業経営者、医師などが再生医療に関する何かしらの問題に直面しても、それを相談する窓口がありませんでした。そのため、問題は表面化せず、共有もされず、再発防止にもつながらなかったという背景があります。だからこそ、その窓口になるべく、再生医療安全推進機構をつくったのです。

　しかし、この本を書き終えて、修正を重ねている9月中旬、私どもが危険だと警鐘を鳴らし続けてきた「あたかも再生医療」で3名もの患者さんが亡くなられたという情報が入ってきました。その後、私共の提携する複数の医療機関宛に、エクソソームや上清液を医療機関に大々的に販売しているいくつかの会社

から文書が送られてきました。そこには「エクソソームを静脈投与したのちに医療事故が発生した」というアバウトな事故内容、そして「副作用があった場合は基本的にクリニックの責任になりますので、取り扱いには十分ご注意ください」といった注意事項が記されていました。「もしものときの責任は医療機関にありますよ！」と責任の所在の擦り付け、自己防衛をしているわけです。

　さらには、契約書を結びなおす会社まであります。その新しい契約書を読むと、やはり自己防衛の内容ばかりが記載されているのですが、あまりに無知でびっくりするような内容が確認できました。なんと、自分たちが薬機法違反をしている証拠になる内容を記載しているのです。

　このように「あたかも再生医療」を取り扱う業者の多くは、医療行為に対して倫理感が薄く無知です。さらに金儲け主義の結果、自分たちが再生医療業界の発展を著しく阻害し、多くの患者さんの希望を砕く行為をしていることにすら気づいていないのです。

　今後、「あたかも再生医療」がどのような負の遺産を残すのか、再生医療業界にどれくらいの被害をもたらすのかは、想像できる範囲だけでも憤りを感じます。

　私共、再生医療安全推進機構としては、再生医療等安全性確保法の順守及びガイドラインの作成を近々の目標とします。ま

た、再生医療相談窓口としては、再生医療についての良い情報にも悪い情報にも対応し、発信していきます。

　本書を通して、少しでも多くの方に再生医療の問題に関心を持っていただけたら幸甚です。私共はこれからも再生医療の発展のために全力で活動していきますので、宜しくお願いいたします。

［著者］
一般社団法人 再生医療安全推進機構

2023年4月、再生医療が安全に提供される社会の実現を目的として設立された。患者や医療従事者、再生医療ビジネスにかかわる企業等、再生医療の専門家でなくとも信頼に足る情報にアクセスできるようにするため、「再生医療ポータル」を運営。

··

再生医療の死角

2023年11月21日　初版発行

著　者　　　一般社団法人 再生医療安全推進機構

発行者　　　小早川幸一郎

発　行　　　株式会社クロスメディア・パブリッシング
　　　　　　〒151-0051 東京都渋谷区千駄ヶ谷4-20-3 東栄神宮外苑ビル
　　　　　　https://www.cm-publishing.co.jp
　　　　　　◎本の内容に関するお問い合わせ先：TEL(03)5413-3140／FAX(03)5413-3141

発　売　　　株式会社インプレス
　　　　　　〒101-0051 東京都千代田区神田神保町一丁目105番地
　　　　　　◎乱丁本・落丁本などのお問い合わせ先：FAX(03)6837-5023
　　　　　　service@impress.co.jp
　　　　　　※古書店で購入されたものについてはお取り替えできません

印刷・製本　　株式会社シナノ